Ellen Notbohm

10 Dinge, die autistische Kinder ihren Eltern sagen möchten

Deutsch von Monika Finck

LAMBERTUS

Ellen Notbohm

10 Dinge, die autistische Kinder ihren Eltern sagen möchten

Deutsch von Monika Finck

LAMBERTUS

Titel der Originalausgabe:

Ten Things Every Child with Autism Wishes You Knew, Third Edition

2019, Future Horizons

Bibliografische Information der Deutschen Nationalbibliothek
Die Deutsche Nationalbibliothek verzeichnet diese Publikation in der Deutschen Nationalbibliografie; detaillierte bibliografische Daten sind im Internet über dnb.d-nb.de abrufbar.

1. Auflage 2022

www.lambertus.de
Umschlaggestaltung: Nathalie Kupfermann, Bollschweil
Umschlagbild: Gee Vero
Satz: Astrid Stähr, Solms
Druck: Elanders GmbH, Waiblingen
ISBN: 978-3-7841-3356-0
ISBN e-Book: 978-3-7841-3357-7

Kritiken zu

10 Dinge, die autistische Kindern ihren Eltern sagen möchten

„Ich bin begeistert von dieser 3., überarbeiteten Auflage, man muss sie gelesen haben. Ellen hat so viele neue Erkenntnisse über und aus der Welt des Autismus einfließen lassen, ich bin regelrecht überwältigt. Kaufen Sie dieses Buch, lesen Sie es, leihen sie es an jemanden aus, empfehlen Sie es, und lesen Sie es dann noch einmal!"
— Jennifer McIlwee Myers, Autorin von *Growing Up with Sensory Issues: Insider Tips from a Woman with Autism and How to Teach Life Skills to Kids with Autism or Asperger's*

„Diese 3., überarbeitete Auflage von *Ten Things Every Child with Autism Wishes You Knew* ist die bisher ausnahmslos beste! Als international tätiger Autismus-Berater arbeite ich mit Einzelpersonen, Schulen und Eltern. Dieses Buch bildet die Grundlage der meisten meiner Seminare, besonders, wenn die Teilnehmer*innen Neulinge auf dem Gebiet der Sonderpädagogik sind und/oder mit einem Menschen aus dem Autismus-Spektrum arbeiten. Als ich das neue Kapitel *Sie haben die Wahl!* gelesen habe, war ich regelrecht begeistert. Ellen schreibt: ‚Es kommt nur selten vor, dass wir tatsächlich keine Wahl haben', und das trifft es genau. Es verhilft den Betroffenen, in einer Welt, die sie scheinbar nicht kontrollieren können, doch die Kontrolle zu behalten. Dieses Buch ist ein Muss für Ihre Sammlung an Sekundärliteratur zu Autismus."
— Jim Ball, EdD, BCBA-D, Geschäftsführer JB Autism Consulting

„Ich hätte nicht gedacht, dass Ellen Notbohm ihren herausragenden Klassiker *Ten Things Every Child with Autism wishes You Knew* noch verbessern könnte, aber genau das ist ihr gelungen. Wenn Sie ein autistisches Kind haben, mit Menschen aus dem Autismus-Spektrum arbeiten und alles über das Thema wissen wollen, dann müssen Sie dieses Buch lesen. Es wird Ihnen helfen, Betroffene besser zu verstehen. Ich spreche zu Ihnen als Eltern, die die ersten Lebensjahre ihrer Kinder hoffnungsvoll, optimistisch und auf

gesunde Weise bewältigt haben, weil sie die Originalausgabe von *Ten Things* gelesen haben. Sie brauchen diese Neuauflage! Notbohm wird Sie durch die Vorschulzeit, die Mittelschule, die Highschool und die Zeit danach begleiten. Auf informative und inspirierende Weise hilft sie Ihnen, Ihre Kinder auf das Erwachsenenleben vorzubereiten. Die Hilfestellungen, die Ellen im letzten Kapitel gibt, sind ideal für Selbsthilfegruppen, Kurse für Lehrkräfte oder Lesekreise. Das Buch sprüht vor Optimismus."
— Wendela Whitcomb Marsh, MA, BCBA, RSD, Autorin von *The ABC's of Autism in the Classroom*

••••••••••••••••••••

„Die neue überarbeitete Auflage, *Ten Things Every Child with Autism Wishes You Knew*, ist besser als alles zuvor. Eine Pflichtlektüre für alle Menschen, die im Leben Ihres Kindes eine wichtige Rolle spielen, etwa Lehrkräfte, Therapeut*innen, Familienmitglieder, Nachbar*innen und sogar die Busfahrerin. Es hilft ihnen, die mitunter rätselhaften sozialen, sensorischen und emotionalen Herausforderungen und Verhaltensweisen zu verstehen. Die Autorin ist Mutter von zwei Söhnen (einer mit Autismus, der andere mit ADHS) und verleiht durch diese Schrift Kindern, Teenagern und Erwachsenen, die es nicht leicht haben, für sich einzutreten, eine Stimme, die Gehör findet. Das Buch gewährt uns Einblick in die verschiedenen Realitäten des Lebens autistischer Menschen. Mit dem neuen Kapitel *Sie haben eine Wahl!* vermittelt sie ihren Leser*innen auf einfühlsame Weise, dass sie als Angehörige von Betroffenen, auch wenn sie sich überwältigt, verängstigt und manchmal gelähmt fühlen, doch niemals machtlos sind. Sie zeigt ihnen Strategien, die sie befähigen, denen, die sie lieben, zu helfen, ein sinnerfülltes und produktives Leben zu führen."
— Lindsey Biel, Ergotherapeutin, Co-Autorin von of *Raising a Sensory Smart Child: The Definitive Book for Helping Your Child with Sensory Processing Issues,* Autorin von *Sensory Processing Strategies: Effective Clinical Work with Kids & Teens*

••••••••••••••••••••

„Jedes autistische Kind hat es verdient, dass alle Erwachsenen, die in seinem Leben eine Rolle spielen, dieses Buch lesen. Eltern werden eine mitfühlende, scharfsinnige Verbündete finden, die die Reise mit ihrem inzwischen erwachsenen Sohn gemacht hat. Diejenigen, die dieses Buch lesen, werden ein besseres Verständnis dafür entwickeln, was notwendig ist, um einem Kind zu helfen, seinen Platz in der Welt zu finden, sie werden Zuversicht gewin-

nen und ihr ganz besonderes Versprechen einlösen können. *Ten Things Every Child with Autism Wishes You Knew* ist kompakt, gut strukturiert und gut verständlich und bietet eine Fülle an detaillierten Informationen, hilfreichen Vorschlägen und konkreten Strategien. Was da steht, ist realistisch, praktisch und aufbauend und wird Ihnen helfen, die für Ihr Kind und Sie selbst besten Entscheidungen zu treffen. Das Buch gehört zu meiner engeren Auswahl empfehlenswerter Bücher über Autismus, und ich rate Ihnen dringend, seine Weisheit aufzusaugen und dann mit anderen zu teilen."
— Debra Moore, PhD, Psychologin (im Ruhestand), Co-Autorin von Temple Grandin von *The Loving Push: How Parents and Professionals Can Help Spectrum Kids Become Successful Adults*

••••••••••••••••••••

„Ellen Notbohm erinnert uns wieder einmal daran, dass wir mehr lernen als lehren und mehr zuhören als sprechen sollten. *Ten Things* betont das und liefert den Leser*innen wertvolle Einsichten und unschätzbare Informationen. Wenn Sie die erste oder zweite Auflage schon haben, rate ich Ihnen, auch ein Exemplar der neuen Auflage zu kaufen, weil dieses Buch nicht nur einen mitfühlenden und personenzentrierten Blick auf Autismus wirft, sondern auch widerspiegelt, wie sich die Haltung gerade wandelt und sich ein neues Verständnis von Fürsprache, Unterstützung und Fähigkeiten entwickelt."
— Paula Kluth, PhD, Autorin von *You're Going to Love This Kid* und *Pedro's Whale*

••••••••••••••••••••

„Ein großartiges Buch für Eltern eines Kindes, das neu diagnostiziert wurde. Es wird Ihnen, die durch die Diagnose verängstigt sind, helfen, sich auf den Weg zu machen, um ihrem Kind einen positiven Ausgang zu ermöglichen."
— Temple Grandin, PhD, Autorin von *The Way I See It* und von *Thinking in Pictures*

••••••••••••••••••••

„In der dritten Auflage wird das neu auftauchende Verständnis von Autismus erläutert, das so wichtig ist für Eltern, pädagogische und therapeutische Fachkräfte und für die autistischen Menschen selbst. Bitte erfüllen Sie dem autistischen Kind den Wunsch, sich darüber zu informieren, und beherzigen Sie die klugen und klaren Gedanken eines Buches, das ich sehr empfehle."
— Tony Attwood, PhD, Autor von *Ask Dr. Tony: Answers from the World's Leading Authority on Asperger's Syndrome/High-Functioning Autism*

„Wunderbar, dass Ellen Notbohms Klassiker *Ten Things Every Child with Autism Wishes You Knew* für eine neue Generation neu aufgelegt wurde! Wenn bei Ihrem Kind Autismus diagnostiziert wurde, oder wenn Sie vermuten, Ihr Kind sei autistisch, dann sollten Sie dieses Buch als erstes lesen."
— Bobbi Sheahan, Autorin von *What I Wish I'd Known about Raising a Child with Autism*

••••••••••••••••••••

„Als bei meinem Sohn die Diagnose gestellt wurde, war ich schockiert, untröstlich und verwirrt. Ein paar Tage später nahm ich *Ten Things* in die Hand, und es war wie ein frischer Wind. Zu dem Zeitpunkt konnte ich mit den zahllosen medizinischen Texten und Studien nicht viel anfangen, was ich brauchte, war das, was dieses Buch mir gegeben hat: Verständnis, Mitgefühl und Hoffnung."
— Karen Topper

••••••••••••••••••••

„*Ten Things* ist das Buch, das mir am meisten geholfen und mir am meisten Hoffnung gegeben hat, nachdem mein Sohn vor acht Jahren die Diagnose Autismus bekam. Seitdem habe ich es vielen Eltern, die am Anfang ihrer Reise standen, empfohlen, und auch sie waren wie ich total begeistert."
— Maura Campbell, Chefredakteurin der Zeitschrift *Spectrum Women*

••••••••••••••••••••

Weitere Titel von Ellen Notbohm

Sachbuch
1001 Great Ideas for Teaching and Raising Children with Autism or Asperger's mit Co-Autorin Veronica Zysk
[Deutsche Fassung: 1001 Ideen für den Alltag mit autistischen Kindern und Jugendlichen: Praxistipps für Eltern, pädagogische und therapeutische Fachkräfte, Lambertus-Verlag 2020]

Ten Things Your Student with Autism Wishes You Knew
mit Veronica Zysk
The Autism Trail Guide: Postcards from the Road Less Traveled

Prosa
The River by Starlight

Für Connor und Bryce,
weil sie sich ein Lob dafür verdienen, mich zu erziehen.

Inhalt

Vorwort zur deutschsprachigen Ausgabe

Vor etwa zwei Jahren ist im Lambertus-Verlag unter dem Titel „*1001 Ideen für den Alltag mit autistischen Kindern und Jugendlichen*“ die deutschsprachige Übersetzung des US-amerikanischen Buches „*1001 Great Ideas for Teaching & Raising Children with Autism or Asperger's*“ erschienen. Diese Schrift stammt von Ellen Notbohm und Veronica Zysk und zählt im angloamerikanischen Sprachraum zu den Bestsellern und Lieblingsbüchern in Bezug auf Autismus. Auch hierzulande wird es bei einer stetig wachsenden Zahl an Eltern und pädagogischen Fachkräften als eine Fundgrube an leicht zugänglichen Praxistipps sehr geschätzt, die genutzt werden können, wenn ein autistisches Kind angemessen unterstützt werden soll. Die ausgesprochen positive Resonanz signalisiert, dass dieses Buch hält, was es verspricht.

In dieser Bahn bewegen sich gleichfalls das Echo und die Stimmen, die die US-amerikanische Ausgabe des vorliegenden Buches betreffen. Sie wurde 2019 unter dem Titel „*Ten Things Every Child with Autism Wishes Yo Knew*“ in der 3. aktualisierten Auflage veröffentlicht und mittlerweile in 20 Sprachen übersetzt und vielen Ländern zugänglich gemacht. Was bislang fehlte, war eine deutschsprachige Übersetzung und Zugänglichkeit. Diese Lücke wird nunmehr mit der vorliegenden Schrift geschlossen. Ausschlaggebend dafür war vor allem die international verbreitete hohe Wertschätzung beider Schriften von Ellen Notbohm, deren Veröffentlichungen mehrfach preisgekrönt wurden.

Ellen Notbohm ist Mutter eines autistischen Sohnes und eines Sohnes mit ADHS, arbeitet als Kommunikationsberaterin und hat sich als Journalistin auf Autismus spezialisiert. Ihre Stärke besteht insbesondere darin, drei Sichtweisen zu reflektieren und miteinander zu verschränken: ihre Sicht als betroffene Mutter, die Sicht ihres autistischen Sohnes und Außensichten auf Autismus. Auf diese Weise ist es ihr gelungen, eine subjektiv geprägte, zugleich fachlich profunde Schrift zu verfassen, die in erster Linie an Eltern und pädagogische Fachkräfte in Kitas und Schulen adressiert ist, wenn es darum geht, autistische Kinder zu verstehen, zu unterstützen und zu fördern.

Das vorliegende Buch ist systematisch angelegt, klar gegliedert und leicht zugänglich. Es beginnt mit Erfahrungen als Mutter eines Sohnes, der in den ersten Lebensjahren Verhaltensbesonderheiten zeigt, die zunächst den Verdacht auf Autismus aufkommen lassen, der dann später in Kindesalter diagnostisch bestätigt wird. Ein wichtiges Thema ist für Ellen Notbohm der Umgang mit solchen Botschaften. Unmissverständlich wendet sie sich gegen Vorurteile und pessimistische Prognosen, zum Beispiel gegen die Vorstellung, Autismus sei eine „unheilbare Störung" oder „ein ‚therapieresistentes Phänomen', bei dem Betroffene kein sinnerfülltes Leben führen und ihren Alltag nicht produktiv gestalten können". Anstatt Autismus als ein „Unglück" zu betrachten, ist es ihr um eine positive und optimistische Grundhaltung zu tun, die zum Verständnis betroffener Personen unverzichtbar ist, ja eine fundamentale Bedeutung hat. Das Sich-Leiten-Lassen von klinischen oder allgemeinen (Vor-)Urteilen im Umgang mit Autismus ist nach Ansicht der Autorin ein pädagogischer oder therapeutischer Kunstfehler, der unbedingt vermieden werden sollte. Entscheidend für gelingende Entwicklungsprozesse autistischer Kinder sind die Bereitschaft und der Wille, sich unvoreingenommen, empathisch-verstehend auf den betreffenden Menschen einzulassen, seine Situation und Sicht subjektzentriert zu erschließen, mit ihm zu kooperieren und ihn auf ein Leben im Erwachsenenalter vorzubereiten, welches ihm ein Höchstmaß an Selbstvertretung und Selbstbestimmung ermöglichen kann. Dass bei diesem pädagogischen Bemühen fachwissenschaftliche Kenntnisse (im Unterschied zu statischen Urteilen oder Prognosen) einfließen sollten, steht nicht im Widerspruch zu der grundsätzlichen Haltung, das autistische Kind als „ganze" Person, „mit seinen menschlichen Schwächen genauso wie mit seinen Fähigkeiten und Tugenden" anzuerkennen und „bedingungslos zu lieben".

Mit dieser Position werden von Ellen Notbohm zwei Aspekte tangiert, zum einen die Warnung autistischer Menschen, dass das, „was Ärzte oder Psychologen sagen, (...) nicht immer wahr zu sein" braucht (O'Neill 2001, 12f.)[1]; zum anderen die bereits von H. Asperger (1944, 135)[2] herausgestellte Erkenntnis in Bezug auf autistische Personen, „dass in jedem Charakter Vorzüge und Mängel Ausfluß derselben Wesenszüge sind, daß Positives und Negatives zwei Seiten sind, die man nicht ohne weiteres voneinander trennen kann."

1 O'Neill, J.: Autismus von innen. Nachrichten aus einer verborgenen Welt, Bern.

2 Asperger, H.: Die „Autistischen Psychopathen" im Kindesalter, in: Archiv für Psychiatrische Nervenkrankheiten, H. 117, 73–136.

Zu diesem ‚Doppelcharakter' von Autismus haben in den letzten Jahren viele autistische Persönlichkeiten wertvolle Beiträge geleistet, die zum besseren Verstehen von Autismus sowie zu Veränderungen der Sichtweisen geführt haben. Die vorliegende Schrift passt in diesen Kontext – wendet sie sich kompromisslos gegen die zum Teil noch weit verbreitete Defizitsicht auf Autismus und versteht sie sich als Plädoyer für die Würdigung von Stärken autistischer Menschen: Erschließen Sie die Potenziale, konzentrieren Sie sich auf die Stärken autistischer Kinder und nicht auf ihre Schwächen. Bauen Sie auf dem auf, was sie können – so lautet Ellen Notbohms Botschaft an alle Eltern autistischer Kinder und Fachkräfte im Bereich des Autismus.

Im Prinzip zählt heute eine solche Botschaft zum guten Ton, ließe sich nicht feststellen, dass sie nach wie vor zu wenig beachtet wird. Daher haben wir es noch eher mit einer Rhetorik denn Realität zu tun. Zudem gibt es mit den soeben veröffentlichten S3-Leitlinien „Autismus-Spektrum-Störungen im Kindes-, Jugend- und Erwachsenenalter"[3] Praxisempfehlungen und darüber hinaus nicht wenige Berichte aus der Praxis der Behindertenhilfe, denen die Stärkenperspektive nahezu fremd zu sein scheint (kritisch dazu Theunissen 2021, 93ff.).[4]

Dass in Verbindung mit eigenen Erfahrungen die Stimme autistischer Menschen beachtet wird, zeigt sich auch an der Stelle, wo Ellen Notbohm das Verständnis in Bezug auf Autismus diskutiert und die Bedeutung der sensorischen Besonderheiten herausstellt. Was den Begriff des Autismus betrifft, so signalisiert sie Verständnis für die aktuellen Diskussionen, ist jedoch davon überzeugt, dass durch bloße Begriffswechsel noch keine soziale und gesellschaftliche Inklusion (unbedingte Zugehörigkeit) autistischer Menschen garantiert werden kann und dass es letztlich auf die Einstellungen, Bewertungen und Entscheidungen ankommt, um Diskriminierungen und Ausgrenzungen zu vermeiden. „Etikettierungen" – schreibt sie – „sind selten harmlos, auch wenn sie nicht böse gemeint sind." Daher wurde in der deutschsprachigen Übersetzung darauf geachtet, im Sinne der Autorin und der Selbstvertretung Betroffener den Autismusbegriff nicht per se durch ‚Autismus-Spek-

---

3 Interdisziplinäre S3-Leitlinie der DGKJP und der DGPPN sowie der beteiligten Fachgesellschaften, Berufsverbände und Patientenorganisationen S3-Leitlinie AWMF-Registernummer: 028–018, Langversion vom 2. Mai 2021 online zugänglich.

4 Theunissen, G.: Behindertenarbeit vom Menschen aus. Unterstützungssysteme und Assistenzleistungen für Menschen mit Lernschwierigkeiten und komplexer Behinderung, Freiburg i. B. 2021.

trum-Störung' zu pathologisieren und die Formulierung ‚autistisches Kind' durchgängig zu benutzen.

Aus der Betroffenensicht kann das Thema der sensorischen Besonderheiten als ein zentrales Merkmal im Autismus-Spektrum nicht hoch genug eingeschätzt werden. Diese gleichfalls von international renommierten Autismusforscher*innen gestützte Auffassung wird von Ellen Notbohm aufgrund ihrer Erfahrungen uneingeschränkt geteilt, weshalb sie diesem Thema durch die Berücksichtigung vieler Beispiele im Hinblick auf unterschiedliche Wahrnehmungsbereiche (visuell, auditiv, taktil ...) breiten Raum gibt. Zugleich werden wertvolle pädagogische Anregungen zur Prävention und Intervention sensorischer Schwierigkeiten gegeben.

Weitere Kapitel, die typische Aspekte im Rahmen von Autismus alltagsbezogen und praxisnah aufgreifen, beziehen sich auf das konkrete Denken vieler autistischer Personen, auf ihre kommunikativen und kognitiven Besonderheiten wie zum Beispiel das Wörtlichnehmen von Sprache, auf die bei Betroffenen stark verbreitete visuelle Orientierung sowie auf die Herausforderungen, sich auf soziale Situationen und Interaktionen einzulassen und einzustellen.

Einen exponierten Stellenwert hat die Diskussion über Meltdowns und andere Verhaltensbesonderheiten, deren Umgang eine verstehende (funktionale) Problembetrachtung nahelegt. Auch in dem Fall legt die Autorin auf die positive Grundhaltung gegenüber autistischen Kindern großen Wert, die ihrer Ansicht nach in Verbindung mit der Herstellung und Sicherung einer Vertrauensbasis stets den fühlbaren Hintergrund aller Interventionen bilden muss. Das wird gleichfalls an den Stellen spürbar, wo Ellen Notbohm mit Beispielen aus dem alltäglichen Leben auf den wichtigen Unterschied zwischen dem ‚Nicht-Wollen' (wissen, aber nicht machen) und dem ‚Nicht-Können' (nicht wissen, wie es gemacht wird) aufmerksam macht. Wie bei den anderen Themen gelingt es ihr ebenso in diesem Kapitel, Leser*innen bei der Frage mitzunehmen, welche spezifischen Herausforderungen bestehen und wie pädagogische Maßnahmen an die Voraussetzungen und Bedürfnisse eines autistischen Kindes sinnvoll angepasst werden können. Hierzu ist ein umfassendes Verständnis seiner Situation, Sicht-, Verhaltens- und Erlebensweisen erforderlich. Ein solches Verständnis lässt sich am besten erreichen, indem ihm eine Stimme verliehen, ihm zugehört und seine Erfahrungen pädagogisch und therapeutisch berücksichtigt werden.

Mit dieser Sicht hat Ellen Notbohm als betroffene Mutter, als genaue Beobachterin und Analytikerin des Verhaltens autistischer Kinder sowie als Expertin in eigener Sache, vor allem für Autismus, ein wichtiges Buch geschrieben, welches Eltern autistischer Kinder und pädagogischen Fachkräften wie Erzieher*innen und Lehrer*innen zahlreiche Impulse zum Nachdenken, insbesondere zum Überdenken bisheriger Einstellungen und Umgangsformen sowie eine Fülle an hilfreichen Ideen und umsetzbaren Strategien bietet, die auf einem modernden Verständnis und Wissen in Bezug auf Autismus basieren. Fragen zur Vertiefung und Reflexion der genannten Themen runden die Schrift ab und sind zugleich wegbereitend für eine verstehende Sicht und einfühlsame Praxis.

Freiburg, im Herbst 2021
Georg Theunissen

Vorwort der Autorin

Als im Jahre 2004 mein Artikel *Ten Things Every Child with Autism Wishes You Knew* in der Zeitschrift *Children's Voice* erschien, war ich völlig überrascht über die Reaktion der Leser*innen. Ich bekam viele Zuschriften, in denen sie mir mitteilten, dass der Artikel ein Muss sei für alle im sozialen Sektor Tätigen, für Lehrkräfte, Therapeut*innen und Angehörige autistischer Kinder. Eine Mutter schrieb: „Genau das würde meine Tochter sagen, wenn sie könnte." „Jedes Wort und jeder Satz ist voller Weisheiten", schrieb eine andere. Der Artikel verbreitete sich im Internet, rund um die Welt, über die Kontinente hinweg (mit Ausnahme der Antarktis).

Angesichts des riesigen Interesses und der Verschiedenheit der Gruppen, die ihn bedeutsam fanden, fühlte ich mich richtig klein. Es waren hunderte Autismus- und Asperger-Gruppen darunter, aber auch Selbsthilfegruppen für Homeschooling, chronisch Schmerzkranke, Übergewichtige oder Innenohrgeschädigte. Auch Religionslehrer*innen, Strickkreise, Lebensmittelhändler*innen, Assistenzhundeschulen waren dabei. „Ich habe das starke Gefühl, dass Ihre Botschaft sehr viele Menschen mit Behinderungen anspricht", schrieb mir eine Sozialarbeiterin aus dem amerikanischen mittleren Westen.

Ten Things entwickelte schnell eine Eigendynamik. Warum war die Resonanz so groß? Ich kam zu dem Schluss, dass es daran lag, dass der Artikel aus der Sicht eines Kindes geschrieben war, eine Sichtweise, die bei dem zunehmenden medialen Interesse an Autismus weitgehend unterging. Ich begrüße den lebendigen und anregenden Dialog und finde ihn produktiv. Aber liegt nicht auch eine Ironie darin, dass denjenigen, über die diskutiert wird, oftmals die Fähigkeit, für sich selbst zu sprechen und einzutreten, fehlt? Ich hatte verschiedene Artikel mit ähnlichen Ansätzen gesehen: *10 Dinge, die Lehrer Eltern mitteilen möchten*, *was Lehrkräfte aus Sicht der Mütter wissen müssen*, oder *was Väter von autistischen Kindern wissen sollten*. Als meine Lektorin, Veronica Zysk, mir einen dieser Artikel, in dem es um die Kommunikation zwischen Erwachsenen ging, vorlegte, habe ich sie gefragt, wer denn für das Kind spreche?

„Schreib den Artikel", ermunterte mich Veronica.

Mein Sohn Bryce war vier Jahre alt, als die Diagnose bestätigt wurde. Ich schätzte mich glücklich, dass dank der engagierten Zusammenarbeit von Familienmitgliedern, Mitarbeiter*innen der Schule und Sozialarbeiter*innen seine Stimme Gehör fand. Ich wünschte mir sehr, dass dieser Erfolg die Regel und keine Ausnahme wäre. Dieser Wunsch inspirierte mich, den oben genannten Artikel und später die Originalausgabe dieses Buches zu schreiben.

Individuelle und kollektive Einstellungen zu Autismus formieren sich durch den Einfluss der Sprache, in der wir ihn definieren. Streitbare und provokante Bemerkungen und Ansichten, bewusst oder gedankenlos ausgesprochen, ziehen unsere Aufmerksamkeit auf sich. Wir können darauf reagieren, wir können daran verzweifeln, oder wir beschließen, sie zu ignorieren. Doch es ist das Geschwader der unter dem Radar fliegenden sprachlichen Feinheiten und Nuancen, das die Entwicklung einer gesunden Perspektive für ein autistisches Kind beeinträchtigt. In diesem Buch werde ich Sie wiederholt darum bitten, sich zu fragen, wie die Sprache über Autismus Ihre Einstellung beeinflusst. Das wird Ihnen helfen, Autismus aus einem neuen, Ihnen bisher unbekannten Blickwinkel zu betrachten. Einiges wird Ihnen nicht begegnen:

Sie werden das Wort ‚autism' nur kleingeschrieben vorfinden.[5] Man verwendet auch keine großen Anfangsbuchstaben bei ‚breast cancer' (Brustkrebs), ‚diabetes' (Diabetes), ‚glaucoma' (Glaukom), ‚anorexia' (Anorexie), ‚depression' (Depression) oder anderen Erkrankungen, die nicht auf einen Eigennamen zurückgehen, wie z. B. ‚Asperger's' (Asperger-Syndrom). Wenn man ‚autism' mit großem Anfangsbuchstaben schreibt, suggeriert das eine Autorität und Macht, die fehl am Platze ist.

Sie werden auch folgende Wörter nicht lesen, wenn es um die Beschreibung eines autistischen Kindes geht: ‚leiden', ‚verfolgen', ‚perfekt', ‚pingelig', ‚Wutanfall', ‚schrullig', oder andere abwertende Wörter oder solche, die unrealistische, unbegründete oder unhaltbar hohe Erwartungen erzeugen.

Und auch das Wort ‚normal' verwende ich nur in Anführungszeichen. In der ersten Zeit nach der Diagnose unseres Sohnes bekamen wir ständig Fragen zu hören wie: „Glauben Sie, er wird irgendwann lernen, sich normal zu ver-

---

5 Im Englischen werden Substantive anders als im Deutschen in der Regel nicht mit großen Anfangsbuchstaben geschrieben (Anm. d. Übers.).

halten?“ Anfangs war ich von diesen Fragen wie vor den Kopf geschlagen, später fand ich sie nur noch anmaßend und hatte fast Mitleid mit denjenigen, die gefragt hatten. Ich lernte, die Frage mit einem Lächeln und Augenzwinkern zu beantworten und sagte: „Wenn es irgendwann mal so etwas gibt“, oder: „Nun, wir werden wohl nie wie beim Wäschetrockner auf einen Knopf drücken können, um ein Programm zu starten.“ Hin und wieder zitierte ich den kanadischen Songwriter Bruce Cockburn, der meinte, das Problem mit dem Normalen sei, dass es immer schlimmer wird.

„Was heißt eigentlich ‚normal‘?” ist mein Lieblingskapitel in dem Buch, das Veronica und ich später geschrieben haben.[6] Darin antwortet eine Logopädin in der Mittelschule[7] auf die besorgte Äußerung einer Mutter, dass ihr Sohn nur wenige Freundschaften geschlossen habe und ‚vielleicht nicht all die normalen Dinge machen kann, die Teenager wie wir gemacht haben‘:

„Als Ihr Sohn letztes Jahr zu mir gekommen ist“, sagt die Logopädin zu der Mutter, „waren seine sozialen Denkfähigkeiten so gut wie nicht vorhanden. Er verstand nicht, warum er den Leuten auf dem Flur ‚Hallo‘ sagen soll, er wusste nicht, wie man eine Frage stellt, um ein Gespräch am Laufen zu halten, oder wie man während der Mittagspause mit einem Gleichaltrigen ein Gespräch beginnt. Jetzt arbeitet er an diesen Dingen. Das ist ein großer Fortschritt.“

„Aber er hat nur zwei Freunde gefunden“

„Ich würde das anders formulieren: Er hat zwei Freunde gefunden! Der eine teilt sein Interesse an Modelleisenbahnen, der andere das am Laufen. Er weiß aber, wie Sie sich fühlen. Also werde ich Ihnen erzählen, was er mir neulich gesagt hat. Er sagte: ‚Ich will nicht viele Freunde. Ich kann nicht mit vielen Freunden umgehen. Mehr als einer zur gleichen Zeit überfordert mich. Aber mit diesen beiden Freunden kann ich über Dinge reden, die mich interessieren. Ich bin froh, dass ich sie habe.“

---

6 1001 Great Ideas for Teaching and Raising Children with Autism and Asperger's, deutsche Ausgabe: 1001 Ideen für den Alltag mit autistischen Kindern und Jugendlichen.

7 In den USA folgt die ‚middle school‘ (Mittelschule) auf die ‚elementary school‘ (Grundschule) und umfasst die Klassenstufen 6 bis 8, zuweilen auch die Klassenstufen 5 oder 9. Auf die ‚middle school‘ folgt dann die ‚high school‘. Im weiteren Text werden die Begriffe ‚Mittelschule‘ und ‚Highschool‘ verwendet (Anm. d. Übers.).

„Wenn Sie durch diese oder eine andere Schule laufen“, fährt die Logopädin fort, „werden Sie eine große Bandbreite an ‚normalem‘ Verhalten in der Mittelschule sehen. ‚Streberhaft‘ normal, sportlich normal, musikalisch normal, künstlerisch normal, technikaffin normal.

Kinder fühlen sich zu Gruppen hingezogen, in denen sie sich sicher fühlen. Fürs Erste hat Ihr Sohn seine Gruppe gefunden. Wir (Sie und ich) bewegen uns auf einem schmalen Grat: Wir müssen seine Entscheidungen respektieren und ihm gleichzeitig die Fähigkeiten beibringen, die er braucht, um sich wohlzufühlen und seine Grenzen zu erweitern.“

Ihr Kind hat viele verschiedene soziale Identitäten. Indem Sie alle und Ihr Kind somit auch als Ganzheit akzeptieren, definieren Sie Ihre Sicht auf das ‚Normale‘ neu und individuell.

Die zehn Aspekte, die ich in diesem Buch behandle, beschreiben mein Kind. Nicht alle lassen sich auf andere autistische Kinder übertragen. Einige der typischen Merkmale oder speziellen Bedürfnisse variieren. Sie sind bei jedem Kind anders und ändern sich im Tagesverlauf, von einem Tag auf den nächsten, im Laufe der Jahre. Zuweilen treten sie gleichzeitig auf oder sie manifestieren sich auf andere Art und Weise, wenn sich das soziale Umfeld oder die Örtlichkeiten ändern, sowohl was körperliche Reaktionen als auch die Interaktion mit anderen Menschen betrifft. Sie werden vielleicht bemerken, dass ich in diesem Buch manchmal bestimmte Punkte mehrfach beleuchte. Das liegt nicht daran, dass ich unbedacht etwas wiederhole oder meine Worte aufbauschen will, sondern ich habe erkannt, dass man oft etwas mehrfach hören muss oder dass man mehrere Erklärungen braucht, um etwas vollständig zu begreifen und zu verarbeiten. Wir müssen uns das selbst zugestehen, damit wir es genauso bei unseren Kindern handhaben können. Das ist ein wesentlicher Aspekt, wenn man den Bedürfnissen autistischer Kinder beim Lernen gerecht werden will. Es ist die Schwelle zu einer Welt der Wahlmöglichkeiten, für Sie und für Ihr Kind. Diese Welt ist viel größer, als Sie sich anfangs vielleicht vorstellen können.

Erziehung und Bildung, Therapie, Wachstum und Entwicklung (auch Ihre eigene), können die Begrenzungen, die durch die typischen Verhaltensweisen bedingt sind, aufheben. Und einige dieser Grenzen und typischen Verhaltensweisen können so modifiziert werden, dass sie letztlich als Stärken hervortreten. Später, wenn Sie das Buch ausgelesen haben, hat sich Ihre Sicht auf das Autismus-Spektrum und Ihr Kind möglicherweise verändert, Sie fühlen sich besser informiert und weniger machtlos als zuvor. Das hoffe ich jedenfalls.

Aber wozu überhaupt diese dritte, überarbeitete Auflage von *Ten Things Every Child with Autism Wishes You Knew*, wenn die erste und zweite Auflage Millionen von Leser*innen erreicht haben und die Resonanz so positiv war? Warum an etwas rühren, wenn es funktioniert? In seinem Buch und Film *Journey of the Universe* beschreibt der Evolutionsphilosoph Brian Thomas Swimme die Milchstraße. Sie sei nicht greifbar, nicht fassbar, sie fluktuiere. Und das trifft auch auf das Autismus-Spektrum zu. Man kann es mit einer in ständigem Wandel befindlichen Galaxie innerhalb des Weltalls vergleichen. Wir befinden uns in einem Kontinuum, zuweilen sausen wir herum, zuweilen bleiben wir stehen, aber jedes Teilchen – Kind, Elternteil, Lehrkraft, Geschwister, Großeltern, Freund*innen oder Fremde – hat seinen eigenen Platz in dieser (manchmal flüchtigen und schwer fassbaren) Ordnung. Mit der Zeit wechselt man den Platz.

Erfahrungen und Reifeprozesse verändern unsere Sichtweise. In den Jahren zwischen der ersten und zweiten Auflage von *Ten Things* hatte mein Sohn die Schule abgeschlossen und wurde erwachsen, was damit einherging, dass er den Führerschein machte, an Wahlen teilnehmen durfte, die oft irrationale Welt des Datings kennenlernte, das College besuchte und einen Arbeitsplatz fand. Nicht verwunderlich, dass sich damit auch meine Haltung zu Autismus veränderte. In diesen Jahren stieg die Zahl der Menschen, bei denen eine Autismus-Spektrum-Störung diagnostiziert wurde, weltweit kontinuierlich an. Wohl jede*r auf der Welt (abgesehen von denjenigen, die aus Zynismus einen Kult machen) war darüber verblüfft und beunruhigt. Durch meine eigenen Erfahrungen, aber auch angesichts derer anderer Menschen, die durch *Ten Things* in mein Leben getreten waren, änderte sich meine Position.

> ***Eltern eines autistischen Kindes zu zu sein erfordert den Mut, über den Horizont hinauszuschauen und Zukunftsträume zuzulassen.***

Autismus ist und bleibt ein komplexes Thema. Die zahlreichen autistischen Kinder, die, außer im Fall einer Katastrophe, zu autistischen Erwachsenen werden, die einen berechtigten und bedeutsamen Platz in der Gesellschaft beanspruchen, erfordern unsere Aufmerksamkeit, auch von denjenigen, die lieber ihr Gewissen und öffentliche Mittel nicht belasten möchten. Mit im Laufe der Jahre geschärftem Blick verteidigen wir unsere Kinder und treten für sie ein. Aber wir wurden einberufen, sie nicht nur zu verteidigen, sondern auch weiterzugeben, was sie zu sagen haben. Heutzutage müssen Eltern autistischer Kinder nicht nur Durchhaltevermögen, Neugier, Kreativität, Geduld, Zähigkeit und Diplomatie aufbringen, sondern auch den Mut, über den Horizont hinauszuschauen und Zukunftsträume zuzulassen.

In den Jahren, die auf die zweite Auflage von *Ten Things* folgten, explodierte das Thema Autismus regelrecht in den sozialen Medien. Das kann man kaum ignorieren. Diese Flut von Informationen und Thesen ist für die Eltern autistischer Kinder wie ein nicht endender Tsunami, ständig ändert sich etwas oder wird neu interpretiert. Es hat immer Scharlatane, gerissene Verkäufer und Hysteriker gegeben, aber heutzutage ist es viel schwieriger, sinnvolle Informationen von Clickbaiting[8], Wahrheiten von Halbwahrheiten oder Lügengespinsten zu unterscheiden.

Nach wie vor haben wir aber nur 24 Stunden am Tag zur Verfügung. Und mehr denn je wünschen und benötigen Eltern Informationen, die kurz und bündig und einfach zu verstehen und umzusetzen sind, insbesondere, wenn sie ihre (Autismus-)Reise erst beginnen. Deshalb habe ich beschlossen, *Ten Things* zu aktualisieren und zu optimieren. Ich habe mich auf das Grundlegende und das Wesentliche konzentriert und den Schwerpunkt auf den Aspekt gelegt, der für Sie eine Ihrer wichtigsten Kräfte darstellt: Sie haben eine Wahl! Und wie Sie diese Wahlmöglichkeit nutzen können, um die für ihr Kind besten Entscheidungen aus einem Spektrum von Alternativen und Möglichkeiten herauszufiltern, das von ‚keine Wahl' bis zu ‚eine überwältigende Anzahl an Wahlmöglichkeiten' reicht.

Somit bleibt sich die dritte Auflage von *Ten Things* im Kern treu, geht aber auch mit der Zeit. Die Kernaussage ist die zeitlose, Grenzen überschreitende und interkulturelle Natur der zehn Aussagen. Ich beschreibe an vielen Stellen, wie sich meine Sicht seit den ersten beiden Auflagen geändert hat. Fassen Sie das nicht so auf, dass ich mich damit brüsten will, dass Eltern in früheren Jahren im Vergleich zu heute es so viel schwerer hatten und Ihnen durch die Blume sagen will, dass Sie es heute ja so viel einfacher haben. Meine persönliche Meinung zählt nicht so viel, aber die Verschiebungen in der Sichtweise

8 Clickbaiting (von engl. bait, der Köder) bzw. Klickköder, z. B. reißerische Überschriften (Anm. d. Übers.).

illustrieren lebhaft, wie sehr sich Dinge mit der Zeit verändern, wie sehr wir beeinflusst werden können – zum Guten wie zum Schlechten – wenn in der Technologie, Erziehung und Bildung und in der Medizin Fortschritt, Stagnation oder Versagen zu verzeichnen sind. Auch Ihre eigene Entwicklung und ‚Reise' durch das Spektrum und das Universum prägt Ihr inneres Sein und Ihre Sicht auf die Welt. In Anbetracht meiner Erfahrungen und Erkenntnisse hinsichtlich Autismus in den letzten 15 Jahren sehe ich keine einschneidenden Veränderungen in meiner Haltung. Aber zuweilen wird jemand meinen, einen plötzlichen Gesinnungswandel bei mir festzustellen.

Lassen Sie sich nicht einreden, dass eine veränderte Haltung, die sich auf neue Erfahrungen und Informationen gründet, einem ‚plötzlichen Gesinnungswandel' entspricht. Ganz im Gegenteil, es ist die Unfähigkeit oder der Unwille, flexibel zu denken – und das auch von anderen zu erwarten – eine Starrheit, die unsere Kinder verletzt und für unsere Gesellschaft nicht gut ist. (Es liegt eine gewisse Ironie darin, dass es gerade diese Starrheit und eine nicht vorhandene gedankliche Flexibilität ist, die viele Menschen bei autistischen Kindern kritisieren und woran sie verzweifeln.) Wir können unseren grundlegenden Werten treu bleiben und dennoch einen Blick über den Horizont werfen und uns ein Wachstum der Seele erlauben. Und dazu sollten wir auch unsere Kinder ermutigen. Man nennt das Anpassung. Man nennt es Lernen, und wir werden hoffentlich weiser und integrer in unserer Sichtweise auf Autismus und die Herausforderungen, denen unsere Kinder begegnen. Bedenken Sie, dass mit dem Ausdruck ‚Survival of the Fittest', der auf Darwin zurückgeht, nicht die Stärksten oder die Klügsten oder die Glückspilze gemeint sind, sondern diejenigen, die sich am besten an eine neue Situation anpassen können.

Wer ergreift das Wort für das Kind? Es ist ziemlich vermessen, davon auszugehen, dass jeder von uns in den Kopf eines anderen Menschen sehen und das Wort für ihn ergreifen kann. Ich nehme dieses Risiko auf mich, weil ich es für unbedingt notwendig halte, zu verstehen, wie das autistische Kind die Welt erlebt. Es obliegt uns, die dem autistischen Kind eigenen Varianten im Denken, in der Kommunikation und in dem Umgang mit der Welt zu akzeptieren und sie wertzuschätzen. Dazu müssen wir seinen Gedanken und Gefühlen eine Stimme geben, auch wenn wir uns bewusst sind, dass diese Stimme nicht sprechen oder sich sonst wie artikulieren kann. Wenn wir das nicht tun, dann verkümmern die Potenziale des autistischen Kindes, bleiben für immer unentdeckt. Es liegt an uns, zu reagieren und zu handeln.

Der Anfang ...

Als Mutter eines autistischen Kleinkindes habe ich schnell begriffen, dass an manchen Tagen das einzig Vorhersehbare die Unvorhersehbarkeit war, das einzig Stabile die Instabilität. Obwohl viele Aspekte des Autismus inzwischen besser erforscht sind, gibt es noch einiges, das uns Rätsel aufgibt. Auch wenn wir uns sehr anstrengen, die Welt durch die Augen des autistischen Kindes zu betrachten, sind wir verwirrt durch neue oder wiederkehrende Verhaltensweisen, die sich von Tag zu Tag oder sogar von einem Moment auf den anderen verändern.

Vor nicht allzu langer Zeit gingen die Fachleute davon aus, Autismus sei eine ‚unheilbare Störung'. Die Vorstellung, bei Autismus handle es sich um ein therapieresistentes Phänomen, bei dem Betroffene kein sinnerfülltes Leben führen und ihren Alltag nicht produktiv gestalten können, bröckelt angesichts immer neuer Erkenntnisse und eines kontinuierlich verbesserten Verständnisses. Tag für Tag erleben wir, dass autistische Menschen viele der schwierigen Probleme, die Autismus für sie mitbringt, überwinden, kompensieren oder sonst wie meistern und in ein erfülltes und dynamisches Leben integrieren. Viele unter ihnen sträuben sich gegen eine ‚Heilung' und distanzieren sich von der Sichtweise, es müsse ein Heilmittel geben.

In einem im Dezember 2004 in der *New York Times* erschienenen Artikel, der große Beachtung fand, zog Jack Thomas, ein mit dem Asperger-Syndrom diagnostizierter Zehntklässler, weltweite Aufmerksamkeit auf sich mit seiner Aussage: „Wir haben keine Krankheit, und deswegen können wir nicht geheilt werden. Wir sind einfach so." Heutzutage liest man immer wieder, sei es in sozialen Medien oder in den Leitmedien, dass autistische Erwachsene Jacks Standpunkt bestätigen und sich zu eigen gemacht haben.

Ich bin ganz bei ihnen. Wenn nicht-autistische Menschen die Herausforderungen durch den Filter ihrer eigenen Erfahrungen betrachten, dann verschließen sie unabsichtlich die Tür, die zu einer alternativen Denkweise führt. Das wiederum hat immense Auswirkungen darauf, ob Ihr Kind eine Zukunft hat oder nicht.

Es ist entscheidend, eine Perspektive zu haben. Wenn ich Elternabende veranstalte, bitte ich die Anwesenden, die auffälligsten Verhaltensweisen ihrer

Kinder kurz zu skizzieren und dann in einem positiven Sinn neu zu formulieren. Verhält sich das Kind ‚reserviert' oder kann es ‚sich mit sich selbst beschäftigen und allein lernen'? Ist es ‚leichtsinnig' oder ‚abenteuerlustig und bereit, neue Erfahrungen zu machen'? Ist es ‚zwanghaft ordentlich' oder ‚ein hervorragendes Organisationstalent'? ‚Quält es Sie mit ständiger Fragerei', oder ‚zeigt es Neugier für die Außenwelt und Durchhaltevermögen und Hartnäckigkeit'? Warum versuchen wir, das ‚störrische' Kind zu disziplinieren und bewundern gleichzeitig das Kind, das ‚stur seine Ziele verfolgt'? Die Begriffe ‚störrisch' und ‚stur' drücken beide eine Beharrlichkeit aus.

Die Reise meiner Familie durch das Autismus-Spektrum meines Sohnes nahm ihren Anfang mit einem Kind, das ein sanftes Gemüt hatte, aber nicht sprechen konnte, und das verstörende ‚Meltdowns' (Ausraster) erlebte. Vor vielen Aktivitäten schrak er zurück und hielt sich die Ohren zu. Er wollte nichts anziehen, ausgenommen, es war notwendig, wenn er sich anderen Menschen zeigen musste, und sein Schmerz- und Kältempfinden schien untypisch.

Bryce war drei Jahre alt, als ein Frühförderungsteam aus der allgemeinen Vorschuleinrichtung von Autismus sprach. Ich durchlief die klassischen fünf Phasen der Trauer schon während des ersten Treffens. Bei Connor, meinem älteren Sohn, war zwei Jahre zuvor eine Aufmerksamkeitsdefizit-Hyperaktivitätsstörung (AHDS) festgestellt worden. Ich war vertraut mit Therapien, Problemen im sozialen Umfeld, der permanenten Wachsamkeit – und der Erschöpfung. Mich ergriff die blanke Angst. Und sie motivierte mich. Ich konnte die Vorstellung, dass dieses Schicksal Bryce' Zukunft bestimmen würde, nicht ertragen. Deswegen wollte ich alles in meiner Macht Stehende tun, um ihm etwas mitzugeben, mit dem er ein Leben ohne mich würde meistern können. Ich konnte mich gedanklich von Wörtern wie ‚Gefängnis' und ‚heimatlos' nicht befreien. Aber nicht den Bruchteil einer Sekunde lang dachte ich daran, seine Zukunft in die Hand von Fachleuten zu geben oder mich an den flüchtigen Gedanken zu klammern, dass sich Autismus auswächst. Diese Überlegungen zwangen mich, jeden Morgen aufzustehen und motivierten mich, etwas zu unternehmen.

Ich überspringe jetzt ein paar Jahre bis zur Jahrtausendwende. Bei der Schulfeier treten die entzückenden Erstklässler*innen nacheinander ans Mikrophon und beantworten die Frage: „Was möchtest du im neuen Jahrtausend werden?" „Ein Fußballstar", ist eine beliebte Antwort. „Ein Pop-Star! Ein Rennfahrer! Eine Comiczeichnerin, eine Tierärztin, ein Feuerwehrmann!"

Bryce hat eine Weile überlegt, bevor er geantwortet hat:

> *„Ich möchte einfach nur ein Erwachsener werden."*

Stürmischer Applaus folgt und der Direktor sagt mit wohlüberlegten Worten:

> *„Die Welt wäre eine bessere, wenn mehr Menschen dasselbe Ziel wie Bryce verfolgten."*

Meine Quintessenz: Die Diagnose Autismus ist nicht damit gleichzusetzen, dass Ihrem Kind, Ihnen als Eltern oder anderen Familienangehörigen ein erfülltes Leben voller Freude und Sinnhaftigkeit verwehrt bleibt. Sie mögen total verunsichert sein, aber springen Sie über Ihren Schatten und glauben Sie mir das. Mit einem Vorbehalt: Wie sehr wir das Potenzial unserer Kinder ausschöpfen können, hängt davon ab, welche Wahl wir treffen, wie wir für sie entscheiden und welche Haltung wir zu unseren Kindern bzw. Autismus einnehmen.

Mir ist eine Passage von Nora Ephrons Roman *Heartburn* in Erinnerung. Darin sagt die Protagonistin Rachel Samstat: „Wenn ein Traum in Millionen kleine Teilchen zerplatzt, dann hast du nur eine Wahl. Du kannst entweder an ihm festhalten, was unerträglich ist, oder du kannst dich lösen und einen anderen Traum träumen."

Wir haben eine Wahl

Wenn Sie erst vor Kurzem mit Autismus in Berührung gekommen sind und jetzt dieses Buch lesen, möchte ich Ihnen sagen, dass Autismus an sich nicht so ein Unglück ist. Dass man Autismus nicht versteht, niemand da ist, der versteht, dass man nicht in der Lage ist, sich Hilfe zu holen, auch wenn sie da wäre, das ist dann ein Unglück. Sie stehen am Beginn einer langen Reise. Mit diesem Buch will ich Sie auf Wegweiser aufmerksam machen, denen Sie auf Ihrer Reise begegnen werden, damit sie mit ihnen vertraut werden und sie nicht als befremdlich und einschüchternd empfinden.

Mit diesem Buch möchte ich Ihnen helfen, für Ihr Kind und sich selbst das Wort zu ergreifen und Ihre Botschaft an diejenigen zu senden, die beteiligt sind: Lehrkräfte, Eltern, Geschwister, Familienangehörige, Therapeut*innen,

Busfahrer*innen, die Eltern gleichaltriger Kinder, der Freundeskreis der Geschwister, die Vertreter*innen der Kirche und die Nachbarn.

Ich möchte Ihnen auf diesem Wege helfen, Menschen, mit denen Ihr Kind in Berührung kommt, ein Grundverständnis der wesentlichen Aspekte des Autismus zu vermitteln. Dieses Verständnis hat große Auswirkungen auf das Vermögen Ihres Kindes, später als erwachsener Mensch ein erfülltes und unabhängiges Leben zu führen.

Autismus ist komplex, aber in diesem Buch fasse ich die zahlreichen Aspekte in vier zentrale Bereiche: die sensorische Verarbeitung, die Kommunikation, das soziale Verständnis und die soziale Integration sowie das Selbstverständnis Ihres Kindes als ‚vollständiger' Mensch. Sie sind alle von großer Bedeutung. Aber warum sind diese Bereiche so wichtig?

Die sensorische Verarbeitung

Bei autistischen Menschen aller Altersgruppen kommt es zu Reaktionen, die durch Über- oder Unterempfindlichkeit gekennzeichnet sind. Das eine Mal sind sie immer gleich und vorhersehbar, das andere Mal ändern sie sich ständig und sind unvorhersehbar. Das hat zwangsläufig Folgen und Auswirkungen. Man kann von dem Kind nicht erwarten, dass es im kognitiven oder sozialen Bereich Lernfortschritte macht oder sich ‚benimmt', wenn es die Umgebung als ständiges Bombardement durch unangenehme Empfindungen oder hässliche Überraschungen wahrnimmt. Ihr Gehirn filtert tausende gleichzeitig einströmender sensorischer Informationen (was Sie sehen, hören, schmecken, berühren usw.). Seines macht das nicht. Vergleichen sie es mit anhaltend aggressivem Verhalten im Straßenverkehr. Die ganzen Signale überlasten den Hirnstamm. Stellen Sie sich vor, wie Sie sich fühlen würden, wenn sie in einem Verkehrsstau stehen und an den Abgasen fast ersticken und der Lärm sie überflutet und Sie keine Möglichkeit haben, dieser Situation zu entkommen.

Kommunikation

Bei vielen autistischen Kindern ist die Sprachentwicklung verzögert. Ohne adäquate und brauchbare Mittel, sich auszudrücken, bleiben ihre Bedürfnisse und Wünsche unerfüllt. Das führt zwangsläufig zu Ärger und Frustration, sie können nicht lernen und wachsen. Die Fähigkeit zu kommunizieren, ob durch gesprochene Sprache, Bilder, Zeichen oder andere Hilfsmittel, ist von fundamentaler Bedeutung, weil es unbestritten ist, dass alle Kinder Gedanken haben, die sie zum Ausdruck bringen müssen. Die Annahme, dass ein Kind, das nicht kommunizieren kann, nichts zu sagen hat, ist so vollkommen lächerlich wie anzunehmen, dass ein erwachsener Mensch, der kein Auto hat, nirgendwo hin muss.

Soziales Verständnis und soziale Interaktion

Diese Fähigkeiten sind schwer zu fassen und zu definieren. Sie werden beeinflusst durch kulturelle Unterschiede, durch den kulturellen Kontext innerhalb einer Kultur, durch Beziehungskonstellationen und sogar durch die Tageszeit. Das Unvermögen des Kindes, die Aufmerksamkeit seines sozialen Umfeldes auf sich zu ziehen und dadurch ein Feedback zu bekommen, was es in einer bestimmten Situation sagen oder tun soll, kann es stark isolieren. Das autistische Kind, das es wahrhaftig ‚nicht versteht', kämpft gegen Windmühlen, wenn wir ihm keine eindeutigen Anweisungen erteilen, die sein soziales Gehirn erfassen kann, und wenn wir ihm nicht kontinuierlich Gelegenheiten schaffen, Kompetenzen, dann, wenn die Situation es erfordert, einzusetzen und einzuüben.

Das Selbstverständnis Ihres Kindes als ‚vollständiger Mensch'

Jeder Mensch auf diesem Planeten ist ein ‚Pauschalangebot'. Wir möchten akzeptiert und wertgeschätzt werden, wie wir sind, als Ganzheit, nicht als ein Bündel von Merkmalen, aus dem man die Rosinen rauspickt. Ihr autistisches Kind braucht eine qualifizierte Begleitung, um einen Platz in der Welt zu finden, an dem es sich wohlfühlt. Unter Einsatz positiver Energien und mit einer optimistischen Grundhaltung kann auf dieses Ziel hingearbeitet werden. Das heißt aber nicht, dass man das Kind ‚in Ordnung bringt'.

Indem man einem Kind, ob es nun ‚besonders' oder ‚normal' ist, Fähigkeiten beibringt, die ihm zu Erfolg und Eigenständigkeit verhelfen, ‚bringt man es nicht in Ordnung' oder ‚heilt' es, sondern hilft ihm zu lernen, was es wissen muss und zu beherrschen, was es tun muss, um ein möglichst eigenständiges Leben zu führen. Es bedeutet, es in seinem kontinuierlichen Lernprozess zu lieben und zu führen und es dabei mit der gleichen Akzeptanz, die wir uns für uns wünschen würden, in seiner Ganzheit zu akzeptieren.

Bryce hatte Erfolg, aber nur weil er Selbstachtung gewonnen hatte, weil es ihm gelungen war, mit seinem Umfeld in Einklang zu leben und weil er jetzt als Erwachsener zunehmend in der Lage ist, sich auszudrücken und für sich einzutreten. Als diese Puzzleteilchen im Laufe seiner Kindheit und Adoleszenz an ihren Platz fielen, kamen die sozialen und kognitiven Lernprozesse in Gang. Mit jedem Jahr kamen neue, sehr erfreuliche Errungenschaften hinzu: Ich denke etwa an den Tag, als er in einem Schwimmwettbewerb in unserer Stadt einen Preis erschwamm, an den Tag, als er als ‚Grandpa Joe' singend und tanzend in *Charlie und die Schokoladenfabrik* auftrat. Oder an den Tag, an dem er zum ersten Mal mit dem Zweirad fuhr. Seine Begeisterung, als er das erste Mal mit Pfadfinder*innen unterwegs war und seine Euphorie, als er den Mut aufgebracht hatte, seine Kindergartenliebe zum Tanzen aufzufordern. Laufen war sein Ding. Während der sechs Jahre in der Mittelschule und der Highschool trat er in Leichtathletikmannschaften an. Ich denke an den Tag, als er seine erste Gehaltszahlung bekam. Als er allein auf Reisen ging, seinen Führerschein machte. Als er sein College-Zeugnis an der Wand aufhängte.

Auch wenn die vier Aspekte, die wir gerade beleuchtet haben, für viele autistische Kinder gelten, darf man nicht vergessen, dass der Ausdruck ‚Autismus-Spektrum' impliziert, dass kein Kind ganz so ist wie das andere. Jedes beginnt seine Reise an einem anderen Punkt des Spektrums, und jedes hat sein eigenes Tempo auf dem Weg durch seine Entwicklung und eine vollkommen berechtigte individuelle Perspektive. Und, was genauso wichtig ist: Alle Eltern, Lehrer*innen oder Erziehungsberechtigen haben ihr eigenes individuelles Verständnis von Autismus. Jeder Mensch, der beteiligt ist, ist ein komplexes Gebilde, wie ein Fernsehbild, das aus Millionen von Pixeln besteht. Deshalb gibt es kein allgemeingültiges Erfolgsrezept. Es obliegt jedem selbst, zu recherchieren, sich zu informieren und die notwendige Kleinarbeit zu machen. Und selten findet sich eine Gelegenheit, die Hände in den Schoß zu legen. Ein autistisches Kind zu führen, zu erziehen und wertzuschätzen, ist ein kontinuierlicher Prozess.

Beverly Sills, eine große Opernsängerin und Mutter zweier Kinder mit besonderen Bedürfnissen, hat einmal gesagt: „Es gibt keine Abkürzungen zu einem Ort, der einen Besuch wert ist." Das stimmt, aber die Reise kann von der Freude an Entdeckungen durchdrungen sein. Sie haben den Reiseführer in der Hand.

1. Kapitel

Ich bin eine ‚ganze' Person

Mein Autismus ist ein Teil von mir, aber ich bin auch noch mehr. Bist du nur eins, oder bist du ein Mensch mit Gedanken, Gefühlen, Ideen, Vorlieben und Abneigungen, Begabungen und Träumen? Bist du dick (übergewichtig), kurzsichtig (hast du eine Brille?) oder tollpatschig (unkoordiniert)? So etwas sehe ich, wenn ich dich zum ersten Mal treffe. Aber du bist doch mehr als das, oder nicht?

Ich bin ein Kind, ich lerne und ich wachse. Wir wissen beide nicht, was ich vielleicht alles kann. Wenn du denkst, ich bin nichts anderes als autistisch, dann traust du mir vielleicht zu wenig zu. Und wenn ich merke, dass du denkst, ‚das kann mein Kind nicht', dann denke ich, ‚warum soll ich es versuchen?'

„Kennen Sie den Begriff ‚Autismus'?"

Das war die erste Frage, die mir von Bryce' sonderpädagogischen Früherzieherinnen gestellt wurde. Es war auch das erste Mal, dass ich den Begriff ‚Autismus' in Zusammenhang mit meinem Kind hörte. Das war für mich, wie wohl für viele andere Eltern auch, ein verstörender Moment. Dieses eine Wort brachte meine Vorstellung von der Zukunft meines Kindes völlig durcheinander, ich betrat unsicheren Grund.

Die Angst vor dem Ungewissen ist etwas, das bei allen Menschen eine große Angst auslösen kann. Aber in diesem furchterregenden Moment sah ich die Oktobersonne durch die Fenster hinter mir durchscheinen und hatte das Gefühl, dass sie sich wie eine beruhigende Hand auf meine Schultern legte. Da war die riesige Bedrohung durch das Wort ‚Autismus', ich wusste ja nicht viel darüber, aber ich sah auch ein Licht am Horizont, denn ich hatte eine Gewissheit: Mein Sohn war immer noch dasselbe Kind, das ich liebe und geliebt habe, seit ich von meiner Schwangerschaft erfahren hatte. Und ich war dieselbe Mutter, die mein Kind liebt und geliebt hat, der es Vertrauen schenkt. Was sollte Autismus daran ändern können?

Ich bin jetzt keine Verfechterin von Political Correctness in Szenarien, wo das aus meiner Sicht keine Rolle spielt, aber nach dieser ersten ‚Enthüllung' musste ich entscheiden, wie ich zu meinem Kind und seinem Autismus stehen, und wie ich meine Sichtweise ihm selbst und den anderen in unserem Umfeld gegenüber vertreten könnte. War mein Sohn jetzt ein ‚Kind mit Autismus' oder war er ‚autistisch'? Das damals in der Gesellschaft übliche Bild von Autismus gründete sich weitgehend auf irrige Vorstellungen, und ich sah mich damit konfrontiert, dass Wörter einerseits einen Sachverhalt korrekt benennen können, andererseits aber Erwartungen oder Schubladendenken erzeugen und somit ein Hindernis für das Kind darstellen, langfristige und realistische Ziele in seiner Entwicklung zu erreichen.

Als meine Familie Mitte der 1990er-Jahre mit dem Spektrum in Berührung kam, bedeutete für Eltern autistischer Kinder und für Menschen, die beruflich mit Autismus befasst waren, das Wort ‚autistisch': ‚mit oder mit Bezug auf Autismus' oder ‚eine Person mit Autismus'. Das ist auch heute noch so. Aber damals wie heute machen diejenigen, die mit einem autistischen Kind leben und es lieben, die frustrierende Erfahrung, dass es in der Welt um uns herum an Wissen über Autismus mangelt und das Denken von unfairen Stereotypen geprägt ist.

Zu der Zeit, als bei meinem Sohn die Diagnose gestellt wurde, wurde eins von 750 Kindern als autistisch diagnostiziert. Autismus wurde in der Regel als ‚seltene' und ‚rätselhafte Störung' (oder schlimmer noch als ‚Krankheit') beschrieben. Ob es uns gefiel oder nicht, Außenstehende reagierten damals auf das Wort ‚autistisch' nicht gerade positiv, kamen nicht auf die Idee, sich von der Etikettierung zu lösen und den Menschen dahinter in seiner Ganzheit zu sehen, voller Begabungen wie auch Eigenheiten. Üblich waren Reaktionen wie „Ohje. Schweigsamer, zurückgezogener Alien". In erster Linie ging man von Einschränkungen aus. Oder wir trafen auf entgegengesetzte und dennoch erdrückende Assoziationen: „Ohje. Linkisches, antisoziales Computer-/Mathe-/Musikgenie."

Die Wahrnehmung von Autismus veränderte sich grundlegend, als eine Generation von Kindern, die mit Autismus diagnostiziert worden war, sich als vor Leben sprühende und ausdrucksstarke Menschen, die sich vollkommen mit dem ‚autistisch'-Sein identifizierten, Gehör verschaffen konnten. Durch sie bekam ein Wort, das zu ihren Kinderzeiten ausgesprochen negative Assoziationen geweckt hatte, einen anderen Klang. Früher ein banales

Adjektiv, jetzt eines, das viele von ihnen selbst definieren. Ihre Stimmen sind authentisch und brachten mich dazu, meinen Gebrauch des Wortes ‚autistisch' zu überdenken. Aber es ist wichtig zu wissen, von wo wir kommen, um zu verstehen, wo wir jetzt sind.

Wenn negativen oder ungenauen Beschreibungen von Autismus der Boden entzogen wird, dann verändert sich allmählich die Wahrnehmung. Als Erstes sollten wir uns fragen: Welche Erwartungen werden durch Wörter geweckt?

Als ich anfing, nach Informationen zu suchen, um einen ersten Zugang zu dem Thema Autismus zu bekommen, stieß ich auf ein lächerliches Online-Wörterbuch, das zu dem Wort ‚autistisch' das Synonym ‚untauglich' nannte und dann noch auf eine lächerlich lange Liste mit 155 ‚verwandten Wörtern' verwies. Darin fand sich z. B. ‚betäubt', ‚katatonisch', ‚emotional tot', ‚gierig', ‚herzlos', ‚narzisstisch', ‚selbstsüchtig', ‚seelenlos' und ‚unnahbar'. Nicht eines dieser Wörter beschreibt mein Kind, und ich vermute, Ihres auch nicht.

> ***Ihre Sichtweise des ‚Autismus' Ihres Kindes ist der entscheidende Faktor, der bestimmt, welche Ziele es letztlich erreicht.***

Auf lange Sicht – und es ist ja auch ein weiter Weg – ist Ihre Sichtweise des ‚Autismus' Ihres Kindes der entscheidende Faktor, der bestimmt, welche Ziele es letztlich erreicht. Egal wie Sie es bezeichnen, ob ‚Kind mit Autismus', ‚autistisches Kind', ‚Aspie', ‚aus dem Spektrum' oder ‚ASD'. Bewusst oder unbewusst treffen Sie hunderte Male täglich Entscheidungen, die auf Ihrer Einstellung beruhen. Verlieren Sie den Blick auf Ihr Kind in seiner ‚Ganzheit' hinter einer Etikettierung, dann wird Ihr Leben und seines anstrengender.

Alle Kinder durchlaufen in ihrer Entwicklung Phasen des Gleichgewichts und des Ungleichgewichts. Die meisten Kinder testen ihre Grenzen aus, sagen gern ‚schmutzige' Wörter auch vor fremden Leuten, sind starrsinnig bis zum Gehtnichtmehr, schmeißen Spielzeug in die Toilette, wollen sich nicht waschen und weinen, wenn es nicht nach ihrem Kopf geht.

Das alles auf Autismus zu schieben, ist nicht nur falsch und unfair, sondern Sie können dann auch nicht die Aspekte in der Entwicklung Ihres Kindes wertschätzen, die typisch für alle Kinder sind. Ihr Kind hat Hoffnungen, Vorlieben, Neigungen und Abneigungen, Ängste und Träume wie jedes andere

Kind auch. Mit der Zeit und mit Ihrer Hilfe wird es Ihnen das mitteilen können, wenn auch nicht unbedingt durch Worte.

Jedes Kind hat es verdient, ohne den Ballast von Vorurteilen in sein Leben zu treten, gefördert zu werden und sich zu entwickeln. Etikettierungen sind selten harmlos, auch wenn sie nicht böse gemeint sind. Jedes Adjektiv, das man benutzt, um das Kind zu beschreiben, beeinflusst unsere Erwartungen und das Potenzial unseres Kindes.

Zu niedrig

„Bryce bekommt Einsen in meinem Unterricht", sagte mir ein Lehrer beim ersten Elternabend in der Mittelschule. „Er macht alles, was von ihm verlangt wird, liefert die Hausaufgaben pünktlich ab, beteiligt sich lebhaft am Unterricht, und er stört nie."

Weiter meinte er: „Ich dachte, ich wüsste alles über die Möglichkeiten autistischer Kinder, aber Bryce belehrt mich eines Besseren. Ich hatte schon autistische Kinder im Unterricht. Aber seine kreativen und organisatorischen Fähigkeiten sind viel besser als die der anderen ..."

Mitten im Satz hörte er auf. „Ich glaube, ich verstehe es", sagte er. „Durch dieses Wort schrauben wir unsere Erwartungen runter. Wir erwarten weniger von dem Kind, als es leisten kann. Liege ich da richtig?"

Ja, er hatte es verstanden. Und ein bisher schon guter Lehrer wurde ein noch besserer für alle autistischen Kinder, die nach Bryce zu ihm kamen. Der Lehrer hatte erkannt, dass durch die Etikettierung eines Kindes als ‚autistisch' im Kopf eine Schranke entsteht, eine Vorstellung von all dem, was das Kind vermeintlich nicht erreichen kann.

Jede Person, die mit dem Kind zu tun hat, errichtet die Schranke in einer anderen Höhe. Sei sie zu niedrig („Du denkst, ich kann das nicht. Warum soll ich es dann versuchen?") oder zu hoch („Ich bin nie gut genug. Warum soll ich es dann versuchen?"), wieso sollten wir das Kind zwingen, eine zusätzliche Strecke zu bewältigen, nur damit es unsere schlecht durchdachten Erwartungen erfüllt? Der Weg ist auch so schon weit genug.

Zu hoch

„Heute Autist, morgen Genie“

Als ich dieses Motto auf dem Heck eines vor mir fahrenden SUV sah, dachte ich nur, wenn Stereotypen, auch wenn sie gut gemeint sind, oft genug wiederholt und verbreitet werden, dann sind sie gefährlich. Sie zeichnen ein elitäres klischeehaftes Bild, dem die meisten autistischen Menschen niemals werden entsprechen können. „Heute Autist, morgen Genie“: Durch diesen Slogan ist ein Scheitern der Menschen vorprogrammiert, die eigentlich damit unterstützt werden sollen. Ein Schulleiter[9] einer Mittelschule sagte mir einmal, wie sehr es ihn freue, Bryce, ein autistisches Kind, aber eins, das weder ein Genie ist noch ein Verhaltensproblem hat, kennengelernt zu haben. Aber ist es nicht traurig, dass ein erfahrener Lehrer darüber erstaunt war, dass Bryce nicht einem Klischee entspricht? Wenn man die persönlichen oder gesellschaftlichen Erwartungen zu sehr hochschraubt, das autistische Kind als Intelligenzbolzen darstellt, dann läuft man Gefahr, eine realistische Sicht auf die Stärken und Schwächen des eigenen Kindes zu verlieren. Das Kind wiederum wird dann mit einem dauerhaften Gefühl der Unzulänglichkeit durchs Leben gehen. Stellen Sie sich vor, wie die Augen einer ungeduldigen Gesellschaft Sie verfolgen, sie mit den Fingern klopft, darauf wartet, dass sich das Genie offenbart. Ob das Kind nun mit Herausforderungen kämpft oder damit glücklich ist, wie es gerade zurechtkommt, ist dann irrelevant angesichts der vermeintlichen Größe, zu der es werden soll. Und eine (weitere) schwere Last.

Die Mutter eines Sechsjährigen hat mir einmal gesagt, dass die Frage, die sie hinsichtlich seines Autismus am meisten beschäftigt, die nach seinen Begabungen sei. Einige autistische Kinder werden irgendwann zu Genies. Die meisten aber nicht. Einige Menschen, die nicht autistisch sind, werden zu Genies. Die meisten aber nicht. Wir sind es unseren Kindern schuldig, an sie zu glauben, von ihnen überzeugt zu sein, sie zu unterstützen, egal ob sie irgendwann ein ‚Genie‘ werden oder nicht. Ein Genie zu sein, das bedeutet nicht zwangsläufig Unabhängigkeit, Produktivität oder Zufriedenheit im Leben. Wir kennen einen jungen autistischen Mann, der sich tatsächlich als

9 Bekanntlich sind im Englischen mit Begriffen wie ‚teacher‘ oder ‚student‘ immer alle Geschlechter gemeint. Wir haben versucht, dem so weit wie möglich Rechnung zu tragen. Gleichwohl gab es Textstellen, wo es aus rein sprachlichen Gründen eleganter oder auch einfacher war, entweder nur die männliche oder die weibliche Form zu nutzen. In dem Fall sollen stets die nicht aufgeführten Geschlechter mitgedacht werden.

Mathe-Genie entpuppt hat. Die Mutter macht sich Sorgen, weil es in der Familie noch mehr Mathe-Genies gibt. Leider langzeitarbeitslose Mathe-Genies. Sie hat die Erfahrung gemacht, dass Genies nicht so gut mit Kolleg*innen und Kund*innen umgehen können, sich schwer damit tun, Vorschriften zu befolgen, sich Ziele zu setzen, Termine einzuhalten. Sie wäre froher, wenn ihr Sohn ein bisschen weniger Genie, dafür gesellschaftlich besser integriert wäre und sich auf dem Markt etwas besser verkaufen könnte.

Zu breit

Ich möchte Ihnen noch einen Einblick in meinen Beruf geben, soweit es diese Diskussion betrifft.

Redaktion und Schreibwerkstatt ermahnen Autor*innen ständig, sie sollen nichtssagende Adjektive vermeiden und stattdessen aussagekräftigere Substantive, Verben oder Wendungen bevorzugen. Das fließt nicht immer so leicht aus der Feder. Es ist oft eine Anstrengung, diese spezifischeren, mehr gefühlsbetonten Konstruktionen zu Papier zu bringen. Aber damit wächst auch die Herausforderung beim Geschichtenerzählen. Ob Sie schreiben oder nicht, an dem Tag, an dem Ihr Kind geboren wird, fangen Sie an, eine Geschichte zu erzählen. Die Art und Weise, wie Sie die Geschichte in den jeweiligen Entwicklungsstufen Ihres Kindes erzählen, bestimmt, welche Menschen sich ihm zuwenden. Sie hat einen Einfluss darauf, wer bereit ist, eine Rolle auf einer einzelnen Seite der Geschichte, einem oder mehreren Kapiteln zu spielen und wer sich ausklinkt.

Wenn ich auf zahlreiche IEP-Treffen[10] und Elternabende über einen Zeitraum von mehr als 20 Jahren zurückblicke, erinnere ich mich nur an sehr wenige Situationen, in denen ich oder die etlichen Lehrer*innen von Bryce den Begriff Autismus thematisierten.

Es ist mir lebhaft in Erinnerung, dass wir viele Stunden lang intensive Gespräche über die sozial-emotionale Kompetenz, über die sprachliche Entwicklung, die Sinneswahrnehmung, über kurz- und langfristige Ziele geführt und versucht haben, Herangehensweisen zu erarbeiten. Man könnte damit

10 IEP steht in den USA für ‚Individualized Education Program' und entspricht einem sonderpädagogischen Förderprogramm in Deutschland (Anm. d. Übers.).

hunderte Seiten füllen. In kleinen Schritten haben wir über Jahre hinweg die einzelnen Herausforderungen definiert, formuliert, sind sie angegangen und haben sie gemeistert. Losgelöst von Schubladendenken hatten wir einen messbaren Erfolg. Mit der Zeit und mit unserer Unterstützung lernte Bryce, seine Anliegen geschickt selbst zu vertreten, und um das, was er brauchte, zu bitten. Dabei stützte er sich auf sein eigenes Verständnis dessen, wie er lernt und verarbeitet. Wie man diesen Lern- und Verarbeitungsstil benannte, war von untergeordneter Bedeutung. Er betrachtete seinen Autismus als wichtigen und existenziellen Teil seiner selbst, erkannte aber auch klar Aspekte in seiner Persönlichkeit und seiner Sicht auf die Welt, die man als ‚typisch' oder ‚üblich' bezeichnen könnte. Er verglich sich mit Mr. Spock aus *Star Trek*, bei dem der Vulkanier-Anteil und der menschliche Anteil nebeneinander existieren und sein Erleben des kognitiven und sozial-emotionalen Denkens beeinflussen – manchmal auf überraschende Art und Weise, aber immer als ‚ganze' Person.

Um unser autistisches Kind der Welt, die es bewohnen muss, zu präsentieren, müssen wir meistens etwas ausholen. Einfache Lösungen oder oberflächliche Beschreibungen greifen nicht. Wenn wir Tagesfreizeiten besuchten, zum Schwimmunterricht gingen, neuen Lehrer*innen, Begleiter*innen begegneten, mit der Nachbarschaft oder unserem Freundeskreis in Kontakt kamen, dann habe ich die Unterhaltung nie so angefangen, dass ich einfach gesagt habe, mein Sohn ist autistisch, sondern erläutert, wie sein Autismus ihn in der aktuellen Situation beeinflussen könnte. Ich habe eine kurze Liste mit Kommunikationstaktiken und Vereinbarungen erstellt, damit er das für sich Beste aus den verschiedenen Begegnungen herausholen konnte. Ich bat die Menschen, ihn direkt anzusprechen, aus der Nähe, die Standardsprache zu verwenden und Redensarten zu vermeiden. Mehr zu zeigen als zu sagen. Seine Aufmerksamkeit auf Gleichaltrige zu richten, an denen er sich orientieren konnte. Diese Anweisungen waren simpel, aber nicht banal. Durch diese konkreten Richtlinien hatten andere Menschen, denen mein Sohn begegnete, Möglichkeiten, dazu beizutragen, dass sich Erfolge für ihn einstellen konnten.

Erst kürzlich bin ich auf einen Zeitschriftenartikel gestoßen, der anschaulich schildert, dass die Fähigkeiten autistischer Menschen ein breites Spektrum umfassen. Eine Mutter, die nach einem Unterstützungsprogramm für ihren Sohn suchte, meinte: „Er ist fast ein Genie, wenn es darum geht, Fakten zu lernen. Aber er kann nichts mit ihnen anfangen." In der Highschool hat er in theoretischer Mathematik eine Eins, aber Alltagsprobleme kann er nicht lösen. Diese Mutter sagte, es habe vier Jahre gedauert, bis er gelernt hat, allein mit dem Bus nach Hause zu fahren. Bei uns war es andersherum: Bryce ist am anderen Ende des Spektrums, und er hat eher Probleme mit abstrakter Mathematik, ein Bereich, der vielen Menschen Schwierigkeiten bereitet. Standardisierte Tests waren immer sein Erzfeind. Aber es hat nur eine Stunde gedauert, bis ich ihm, damals war er fünfzehn, beigebracht hatte, allein mit dem Bus zu fahren. Dasselbe gilt für andere Alltagsdinge, die er lernen wollte.

Beide, der Sohn der anderen Mutter und meiner, können als autistisch bezeichnet werden, wenn man den Begriff weit fasst. Das Wort an sich, losgelöst von negativen Konnotationen, hat aber keine Bedeutung, wenn es darum geht, mit den individuellen Herausforderungen und Bedürfnissen klarzukommen. „Mein Kind ist ‚autistisch'", diese Aussage heißt für mich nur, dass es eine Diagnose hat, die ein breites Spektrum umfasst. Es hilft mir nicht, seine Herausforderungen, seine Stärken, seine beglückenden und zugleich besorgniserregenden Eigenschaften zu verstehen. Wer gewinnt seine Zuneigung, verwirrt oder verängstigt es? Was beunruhigt, fasziniert oder beschwingt mein Kind? Das müssen wir wissen, weil es nicht sein kann, dass ein einfaches Adjektiv, das möglicherweise falsch interpretiert wird, dazu führt, dass Kinder nicht so gefördert werden, wie sie es brauchen. Hier sehe ich eine Dichotomie, eine Gratwanderung: Man muss generell akzeptieren, dass die Diagnose Autismus lautet, sonst hätte man keinen Zugang zu individualisierten Dienstleistungen. Das ist korrekt und nicht per se schlecht. Aber es liegt an Ihnen, ob Sie den Begriff dazu benutzen, um eine Entwicklung voranzutreiben, oder als Entschuldigung dafür, dass Ihnen oder anderen Grenzen gesetzt sind.

Wir müssen vorsichtig sein, wenn wir das Adjektiv ‚autistisch' in den Mund nehmen. Das öffnet Tür und Tor zu dessen missbräuchlicher Verwendung. Es kommt überall vor, dass ein Mensch, der unkooperativ, rebellisch, emotional distanziert oder irgendwie unkommunikativ ist, abwertend als ‚autistisch' bezeichnet wird. Mir sträuben sich die Haare, wenn ich einen Sprachgebrauch sehe, der unseren Kindern das Recht verwehrt, als Personen mit ihren spezifischen Bedürfnissen und Stärken gesehen und gefördert zu werden sowie eine Ausbildung zu erhalten. In unserer Kultur inzwischen gängige Stereotypen, bequemes Schubladendenken, tragen nur dazu bei, dass unsere autistischen Kinder nicht als ‚ganze' Personen in der Gesellschaft akzeptiert werden. Und genau deswegen sollte man spezifischere und positivere Worte finden, um unsere Kinder zu beschreiben.

Viele Kinder, die als autistisch diagnostiziert wurden, sind älter geworden und jetzt Erwachsene, die sich selbstbewusst als Autist*innen bezeichnen. Andere lehnen diese Etikettierung oder eine andere ab. Das ist und bleibt ihre eigene Entscheidung. Wenn es gut gelaufen ist, dann gründen sie diese Entscheidung auf eine Kindheit, die frei von Vorurteilen und voll von Möglichkeiten war. Wenn sie dann erwachsen sind, haben sie über die Jahre hinweg viele Hürden genommen. In diesen Jahren wurden sie von Erwachsenen dabei unterstützt, ihre Fähigkeiten und Talente zu entwickeln, sie wurden in ihrer kognitiven und sozial-emotionalen Entwicklung gefördert und haben gelernt, für sich selbst einzutreten. Sie wissen, dass möglicherweise einige ihrer Probleme auf Autismus zurückzuführen sind, dass ihr Autismus aber niemals eine Entschuldigung oder ein Freischein ist.

Also ob nun ‚autistisch', ‚mit Autismus', ‚Aspie', ‚Autie', ‚aus dem Spektrum', prüfen Sie, ob das Wort oder die Wörter zu Ihrer Realität passen und fragen Sie sich, ob sie Ihre Sicht dessen, was die Zukunft für Ihr Kind bereithält und was es unserer Welt geben kann, in irgendeiner Weise limitieren. Wenn dem so ist, dann denken Sie daran, dass nichts, wirklich *nichts*, vorgezeichnet ist und dass Ihre gemeinsame Zeit unzählige Möglichkeiten bereithält.

2. Kapitel

Meine Sinne sind durcheinander

Das bedeutet, dass ganz gewöhnliche Bilder, Geräusche, Gerüche, ein Geschmack, Berührungen, die du vielleicht gar nicht wahrnimmst, für mich oft schmerzhaft sind. Dann fühle ich mich unwohl, manchmal kriege ich sogar Angst. Auf dich wirkt das vielleicht, wie wenn ich ausraste oder gemein zu dir bin, aber ich habe einfach das Gefühl, ich muss mich verteidigen. Ich gebe dir mal ein paar Beispiele, warum für mich ein für dich einfacher Einkauf im Lebensmittelladen schwierig ist:

Mein Gehör ist zu empfindlich. Ich höre das Geschnatter von ganz vielen Leuten, auch wenn sie weit weg sind und ich sie gar nicht sehen kann. Aus den Lautsprechern dröhnt Musik, dazwischen das heutige Sonderangebot. Die Kassen klingeln, eine Kaffeemühle brummt. Der Fleischwolf heult, Babys weinen, Einkaufswägen quietschen, die Neonröhren summen. Mein Kopf platzt fast durch die ganzen Eindrücken und ich bin total überfordert.

Auch was Gerüche angeht, bin ich sehr empfindlich. Ich finde, der Fisch in der Frischwarenabteilung stinkt, du merkst das gar nicht. Der Typ, der neben uns steht, hat heute nicht geduscht. Ich rieche die Wurst, die es in der Feinkostabteilung zu probieren gibt, und dass das Baby in der Schlange vor uns eine volle Windel hat. Nebendran im anderen Gang wird mit beißend riechendem Putzmittel aufgewischt, da ist nämlich ein Glas mit sauren Gurken kaputtgegangen. Mir ist schlecht.

Und es gibt so viel, das meinen Augen wehtut! Das Neonlicht ist nicht nur zu hell, es flackert. Der Fußboden, die Regale, die Sachen, die auf den Regalen stehen: Alles scheint sich zu bewegen. Das flackernde Licht reflektiert und verzerrt alles, was ich sehe. Da ist zu viel, auf das ich mich konzentrieren müsste, und deswegen macht

mein Kopf teilweise zu.[11] An der Decke drehen sich Ventilatoren, um mich herum bewegen sich Gesichter und Körper von Fremden und kommen auf mich zu. So nah, dass es mir Angst macht. Und deswegen fühle ich mich jetzt so. Und es wird noch schlimmer. Ich kann noch nicht einmal mehr fühlen, wo mein Körper anfängt und wo er aufhört. Es ist, als würde ich im Weltraum schweben.

Von allen Aspekten des Autismus ist die sensorische Integration vielleicht am schwierigsten zu verstehen, aber sie ist möglicherweise auch das wichtigste Thema. Unsere Sinne sammeln Daten: Sie sind die Kanäle, durch die der ‚Input' in unser Gehirn fließt, Informationen, die uns helfen herauszufinden, was um uns herum geschieht. Der kognitiven und sozial-emotionalen Entwicklung fehlt eine Basis, wenn die Welt eines Kindes verstörend laut oder blendend hell ist, unerträglich stinkt oder so unüberschaubar ist, dass es nicht weiß, wo es sich befindet. Sein Gehirn kann die vielfältigen sensorischen Eindrücke nicht filtern. Dadurch fühlt es sich überlastet, desorientiert und nicht wohl in der eigenen Haut.

Und mitten in diesem kreischenden, blendenden Hurrikan, aus dem saurer Regen niederprasselt, stellen wir die Erwartung, dass dieses Kind ‚aufpassen', ‚sich benehmen' soll, sich an für es rätselhafte gesellschaftliche Regeln halten und mit uns kommunizieren soll. Und das, weil wir das so wollen, ohne darüber nachzudenken, ob es für das Kind wichtig ist. Wenn Sie blind sind für die sensorischen Herausforderungen, mit denen Ihr Kind konfrontiert ist, dann werden Sie nie seine Potenziale entdecken. Sensorische Herausforderungen sind von zentraler Bedeutung, um sich in der Welt orientieren zu können.

> ***Wenn Sie blind sind für die sensorischen Herausforderungen, mit denen Ihr Kind konfrontiert ist, dann werden Sie nie seine Potenziale entdecken.***

Stellen Sie sich vor, Sie fahren auf der modernsten Achterbahn der Welt. (Wenn Sie Achterbahnen nicht mögen, greift dieses Beispiel umso mehr.) Coney Island und Six Flags steht in den USA für Freizeitparks mit atemberaubenden Achterbahnen (Wonder Woman Golden Lasso, Steel Vengeance, Kingda Ka). Aber könnten Sie noch ihren Alltag bewältigen, wenn Sie sich

11 Diese Anpassungsreaktion wird auch als ‚Tunnelblick' bezeichnet (Anm. d. Übers.).

dauerhaft in einem der Wagen befänden? Könnten Sie ein Meeting leiten, eine Klasse unterrichten, bei einem Abendessen eine lockere Unterhaltung führen, einen Bericht schreiben und im Haus putzen, während Sie ein Schwindel überfällt, Mitfahrende schreien, die Fliehkraft Sie erfasst, Sie sich dann im freien Fall befinden und in alle Richtungen geworfen werden, die Zunge sich pelzig anfühlt und es in den Zähnen zieht? Ab und zu ist das sicher spannend, aber nach der dreiminütigen Fahrt hat man auch genug davon. Für viele autistische Kinder ist es hingegen eine Endlosschleife, in der sie sich tagtäglich 24 Stunden lang befinden, und sie erleben das nicht als Thrill.

Es ist nur natürlich, dass wir uns erst einmal abwenden, wenn ein Thema derartig komplex ist und wir die Abläufe kaum verstehen und nachvollziehen können, und dass wir einfachere Lösungen suchen. Für Nicht-Fachleute mag es regelrecht beängstigend sein, wenn es darum geht, die sensorischen Verarbeitungsprobleme eines bestimmten Kindes so weit zu verstehen, dass eine Basis gefunden werden kann, auf der man in der Praxis aufbauen kann. Die sensorische Integration ist ein ausgesprochen komplexes Thema und beeinflusst alles, was wir tun oder zu tun versuchen. Und deswegen sollten wir hier zuerst ansetzen.

Schon lange ist wissenschaftlich bewiesen, dass die sensorische Integration im Hirnstamm abläuft. Ein dysfunktionaler sensorischer Prozess führt dazu, dass es zu einer Art Stau im Gehirn kommt. Sie haben vielleicht schon erlebt, wie sich diese Überlastung (sensorischer Overload) zeigt, konnten die Signale aber nicht einordnen. Wenn sich das Kind die Ohren zuhält, ist das ein eindeutiges Zeichen. Weniger eindeutig, aber genauso eindringlich sind Verhaltensweisen, die als Stimming bezeichnet werden. Das ist selbststimulierendes Verhalten wie Hin- und Her-Schaukeln, auf etwas herumkauen, mit den Händen klatschen, sich reiben oder kratzen, Umherlaufen oder andere Manierismen, die ständig wiederholt werden. Scheinbar unerklärliche Aggression, übertriebene Albernheit, Ungeschicklichkeit und eine erhöhte oder herabgesetzte Empfindlichkeit bei Verletzungen können ihre Ursache in der sensorischen Wahrnehmung haben. Wenn sich noch extremere Verhaltensweisen zeigen, wie z. B. Meltdowns, sind die Trigger nicht immer eindeutig zu identifizieren. Man sollte dabei aber als Erstes an eine sensorische Reizüberflutung (Overload) denken. Es wird schwierig, kompliziert und langwierig werden, den jeweiligen Auslöser zu finden. Aber eine der wenigen allgemeingültigen Wahrheiten über Autismus ist: Es spielt keine Rolle, ob ein Verhalten willkürlich und grundlos scheint, es hat immer eine Ursache. Es gibt immer einen Auslöser. (Wir werden das in Kapitel 9 ausführlich erörtern.) Sie müssen ihn identifizieren. Aber denken Sie daran, dass Ihr Kind sich nicht mittels Sprache ausdrücken kann, dass es einen begrenzten Wortschatz hat und/oder keine anderen gangbaren Wege kennt, um sich Ihnen mitzuteilen. Es kann Ihnen nicht sagen, was es so sehr quält. Sogar Ihrer kleinen Quasselstrippe mit Asperger, die so eloquent scheint, fehlen möglicherweise die Worte, um die komplizierten neurologischen Vorgänge, die ablaufen, zu beschreiben. Oder das Kind weiß einfach selbst nicht, was mit ihm los ist.

Es ist keine leichte Aufgabe, die sensorische Integration zu begreifen und dieses Verständnis in die Praxis umzusetzen. In unserem Körper sind insgesamt 21 Sinnesmodalitäten aktiv. Die klassischen fünf sind Ihnen bekannt: die visuelle Wahrnehmung (Sehen), die auditive (Hören), die taktile (Tasten), die olfaktorische (Riechen) und die gustatorische (Schmecken). Vier weitere Sinne werden dem Menschen gemeinhin zugeschrieben:

1. Die vestibuläre Wahrnehmung (Gleichgewichtssinn)
2. Die propriozeptive und kinästhetische Wahrnehmung (Orientierung und Bewegung der Giedmaßen und des Körpers im Raum)
3. Die Nozizeption (Schmerzwahrnehmung: kutan/oberflächlich, somatisch/in tieferen Gewebeschichten oder Muskeln, viszeral/in den Organen)
4. Die Interozeption/Viszerozeption: Sie hilft uns, innere Vorgänge im Körper zu regulieren – Müdigkeit, Hunger, Harndrang, physische Manifestationen von Angst wie Herzschlag oder Atmungsfrequenz

Ist auch nur einer dieser Sinne nicht richtig ‚kalibriert', dann kann sich das verheerend auf das Leben Ihres Kindes auswirken.

Eine umfassende Darstellung des sensorischen Systems sprengt den Umfang dieses Kapitels. Es folgen eine kurze Beschreibung der sieben klassischen Sinne und eine Erläuterung der Folgen einer Funktionsstörung für das autistische Kind. Reagiert das sensorische System überempfindlich, gilt es, die überlasteten Sinne zu beruhigen. In anderen Fällen sind die Sinne dagegen zu wenig empfindlich, die Reaktion ist zu schwach. In diesem Fall muss der unterempfindliche Sinn nicht beruhigt, sondern angeregt werden. Fachkräfte für Ergotherapie, die sich gut mit Autismus auskennen, sind eine sehr große Hilfe, wenn es darum geht, die individuellen Probleme Ihres Kindes oder Ihrer Schüler*innen einzuschätzen, zu erklären und anzugehen. Bedenken Sie aber auch, dass nicht alle Sinne Ihres Kindes auf dem gleichen Level reagieren. Einige reagieren möglicherweise zu empfindlich, andere zu schwach, und manche unterschiedlich, heute so, morgen so. Sogar von Stunde zu Stunde kann es zu Schwankungen kommen.

Die visuelle Wahrnehmung

Bei vielen autistischen Kindern ist der Sehsinn derjenige, der am besten ausgebildet ist. Die gute Nachricht ist, dass visuelle Eindrücke eine grundlegende Orientierungshilfe für sie darstellen, um zu lernen und in ihrer Welt zurechtzukommen, die schlechte, dass es der Sinn ist, der zuerst von einer Reizüberflutung betroffen sein kann. Helles Licht oder hell leuchtende Objekte, reflektierende Oberflächen, zu viele Eindrücke auf einmal oder Dinge, die sich schnell oder unregelmäßig bewegen, können die Wahrnehmung verzerren und ein Empfindungschaos auslösen. Die visuelle Wahrnehmung spielt eine einschneidende Rolle bei vielen autistischen Kindern, weshalb ihr ein eigenes Kapitel weiter hinten in diesem Buch gewidmet ist.

Zwar ist bei der Mehrzahl autistischer Kinder der Sehsinn derjenige, der am besten funktioniert, aber das ist nicht bei allen so. Bei manchen ist er schwach entwickelt oder arbeitet nicht richtig. Das zeigt sich darin, dass ein Kind hin- und herschaukelt oder wippt (ein Versuch, die Perspektive zu wechseln), Probleme damit hat, ein anderes Niveau zu erreichen (Leitern, Stufen) oder ein Faible für sich bewegende Objekte entwickelt (Modellzüge, Wasserräder). Körperliche Grenzen können auch eine Rolle spielen. Einige Kindern haben Probleme mit der Tiefenwahrnehmung, andere haben ein eingeschränktes Gesichtsfeld (wie wenn man durch eine Papprolle blickt und nichts vom Geschehen drumherum mitbekommt), oder das Bild ihrer Welt ist verzerrt und zersplittert, etwa wie ein Gemälde von Picasso.

Die auditive Wahrnehmung

Eine riesige Menge von Informationen erreicht uns über den Hörsinn. Die einzelnen Bestandteile eines Geräuschs (Lautstärke, Tonhöhe, Frequenz, Vibration) und die Richtung, aus der es kommt, nehmen wir wahr, interpretieren und verarbeiten sie unmittelbar. Wir wenden den Kopf, um Stimmen, Fußschritten und Verkehrsgeräuschen zu folgen. Wenn der Hörsinn richtig ‚kalibriert' ist, regt er dazu an, auch nach leisen Geräuschen zu lauschen, um herauszufinden, was gesagt wird. Nur die lautesten Geräusche führen dazu, dass wir zurückweichen, uns die Ohren zuhalten oder uns sonst wie schützen.

Bei den meisten autistischen Menschen ist der Hörsinn oft derjenige, der am verletzlichsten ist. Geräuschüberempfindlichkeit kann quälende Schmerzen verursachen. Die Geräusche an einem ganz normalen Tag sind zu laut, zu abrupt, die Töne zu hoch, zu schrill, alles ist zu aufdringlich. Ein autistisches Kind vermag Dinge zu hören, die Ihr Ohr nicht wahrnehmen kann. Dadurch wird für das Kind eine Umgebung, die es an sich schon mit Reizen überflutet, zu einer ohrenbetäubenden Dissonanz. Es kann Geräusche nicht ausblenden oder filtern, Ihre Stimme aus dem Gewirr der Geräusche des Wäschetrockners oder Fernsehers heraushören, oder die des Lehrers aus dem Gemurmel in der Klasse oder anderen Geräuschen der Mitschüler*innen. Eine Umgebung, die für die meisten Menschen einen normalen Geräuschpegel aufweist, kann auf ein Kind mit einem überempfindlichen Gehör wie ein Minenfeld voller Explosionen wirken.

Dröhnende Musik, Basketball in der Turnhalle, eine Kakophonie (Missklang) in der Caféteria oder auf dem Spielplatz, die Sirene eines Rettungswagens sind Beispiele für das alltägliche Chaos, das körperlichen Schmerz auslösen kann. Plötzlich einsetzende Geräusche wie Feueralarmübungen oder Fehlzündungen von Autos können eine derartige Panik auslösen, dass Ihr Kind möglicherweise Stunden braucht, um sich davon zu erholen. Im Extremfall vernimmt das Kind den Herzschlag von anderen Menschen im Raum. Vielleicht mögen Sie die tosende Brandung am Strand, ihr Kind aber wohl eher nicht. Das Tosen im Kopf genügt, um Kopfschmerzen zu verursachen.

Weniger offensichtlich, aber gleichermaßen aufdringlich und nicht zu ertragen, sind gewöhnliche, scheinbar nicht bedrohliche Geräusche. Ihr Kind igelt sich nicht deshalb in seinem Zimmer ein, weil es seine Familie nicht mag. Es flieht vor der Dissonanz, die durch die Geräusche des Geschirrspülers, der Kaffeemaschine, des Fernsehers, des Laubbläsers, der Waschmaschine und des Trockners entstehen und die alle auf einmal ertönen.

Für Ihr Kind fühlt sich das an, als wenn es sich selbst in einem Schleudergang befände. In der Schule hören die anderen Kinder zu, wenn die Lehrkräfte sprechen. Das autistische Kind hingegen kann deren Stimmen aber nicht als das Geräusch einordnen, auf das es seine Aufmerksamkeit richten soll. Es kann sie nicht aus dem Gewirr heraushören, wenn Bleistiftspitzer knirschen, eine Fliege auf der Fensterbank summt, der Rasenmäher draußen tuckert, das Kind hinter ihm ständig hustet und die Klasse nebenan das Treppenhaus zur Bibliothek hinuntertrampelt.

Die bekannte Autorin Dr. Temple Grandin, selbst Autistin und ‚Anwältin in eigener Sache', die ausführlich über ihre eigenen Erfahrungen schreibt und spricht, fasst kurz und bündig zusammen: „Wal-Mart[12] ist, wie wenn man im Lautsprecher eines Rockkonzerts sitzt."

Aber Vorsicht! Das überempfindliche Gehör Ihres Kindes verursacht nicht zwangsläufig Schmerzen, es kann auch so sein wie bei dem Protagonisten in der Comic-Geschichte *The Big Brag* von Dr. Seuss: Darin behauptet ein Kaninchen, es könne eine Fliege husten hören, die 90 Meilen (135 km) entfernt ist. Ein extremes Beispiel und ausgesprochen amüsant. Aber es ist nicht ungewöhnlich, dass ein autistisches Kind Unterhaltungen hören und wiederholen kann, die im Zimmer nebenan geführt werden, draußen, hinter Fenstern oder Türen. Eine Mutter versicherte mir (witzelnd), dass ihre Tochter hören kann, wenn im Nachbarort eine Tüte Kartoffelchips geöffnet wird. Mein eigener Sohn blickte als Kleinkind oft hinauf zum Himmel und sagte „Flugzeug", 30 Sekunden bevor ich es sehen oder hören konnte. Das bestätigt, dass man kleine Kinder nicht unterschätzen sollte, sie nehmen mehr wahr, als man denkt, insbesondere, wenn sie ein überempfindliches Gehör haben.

Ein wenig empfindliches Gehör führt zu anderen und eigenen Problemen. Es beeinflusst die Sprachentwicklung und den Sprachgebrauch, die sozial-emotionale Entwicklung und die schulischen und beruflichen Fortschritte. Diese Kinder verpassen Teile dessen, was gesagt wird, können verschiedene Geräusche nicht verarbeiten oder nehmen das, was sie hören, als lose Folge von Klängen wahr, aber nicht als einzelne Wörter oder Sätze. Was wie Faulheit oder mangelnde Bereitschaft aussieht, ist nicht selten eine sensorische Beeinträchtigung, die sie daran hindert, Alltagsgeräusche wahrzunehmen und/oder zu verarbeiten.

Auch das Kind mit einem unterempfindlichen Hörsinn kämpft damit, die Informationen, die über Geräusche weitergegeben werden, richtig zu verarbeiten. Es spricht zu leise oder zu laut, sucht sich geräuschvolle Geräte

12 Großes Einkaufszentrum, Filialen gibt es auch in Deutschland (Anm. d. Übers.).

(Rasenmäher, Haartrockner, Mixer) oder Umgebungen, in denen es ein zusätzliches Hörerlebnis hat. Es geht mit Spielzeug und anderen Dingen rau um, damit es mal ein Krachen hört. Oder es ist fasziniert von dem Geräusch laufenden Wassers (Wasserfälle, einlaufendes Badewasser, der Toilettenspülung) und mag Spielzeuge, die vibrieren oder brummen. Es spielt keine Rolle, ob es um Hypersensitivität (Überempfindlichkeit) oder Hyposensitivität (Unterempfindlichkeit) geht: Wenn Ihr Kind schriftlichen oder visuellen Anweisungen folgen kann, mündlichen hingegen kaum nachkommt, dann sollten Sie Probleme mit der auditiven Verarbeitung in Erwägung ziehen.

Die taktile Wahrnehmung

Unsere Haut registriert eine erstaunliche Menge an Informationen: Leichte Berührungen, größeren Druck, ein breites Spektrum an Temperaturen, verschiedene Arten von Schmerz oder Reizung, Vibrationen und andere Bewegungen sowie Texturen von schleimig bis rau.

Die Überempfindlichkeit gegenüber Berührungen wird als taktile Defensivität bezeichnet. Ein autistisches Kind, gefangen in seiner eigenen Haut, ist nicht in der Lage, die quälenden Empfindungen zu regulieren, die auf es niederprasseln in Form von unbequemer Kleidung, unerwünschten Berührungen durch andere Menschen (Umarmungen, die viele Menschen als warm und freundlich empfinden, können für Ihr Kind eine Qual sein) und unangenehmen Texturen von Gegenständen, die es anfassen oder essen muss.

Das taktil defensive Kind fühlt sich permanent gestört durch Etiketten an der Kleidung, Knöpfe, Reißverschlüsse, Bündchen am Handgelenk oder am Hals und ähnliche Verzierungen an Kleidungsstücken. Ob im Haus oder draußen, es mag nicht barfuß laufen. (Geht es vielleicht auf Zehenspitzen?) Manche Kinder schrecken zurück, wenn Sie sie umarmen wollen. Oder kämpfen wie die Löwen, wenn ihre Haare geschnitten oder sie eingeseift werden sollen, die Zähne geputzt oder die Nägel gekürzt. Fingermalen oder Sandspiele sind oft mehr Stress als Spaß.

Bei Unterempfindlichkeit werden die Reize zu schwach wahrgenommen, diese Kinder sehnen sich nach taktilen Empfindungen. Sie fahren mit den Händen über die Wände, wenn sie von einem Zimmer ins andere gehen, sie müssen jeden und alles anfassen. Eventuell spüren sie keine Temperaturunterschiede. Ihr Verhalten ist verwirrend oder sogar verstörend, manchmal regelrecht gefährlich. Es kann passieren, dass die Stimulierungen so heftig sind, dass sie sich selbst verletzen (beißen, quetschen, mit verschiedenen Objekten Druck ausüben, die Zähne zu kräftig putzen), weil sie sich der Intensität ihres Handelns nicht bewusst sind und ihre Schmerz- und Temperaturtoleranz sehr niedrig ist. Möglicherweise bevorzugen sie enge, schwere Kleidung oder solche aus groben Stoffen, neigen zu merkwürdigen Verhaltensweisen wie z. B. voll bekleidet ein Bad zu nehmen. Absichtliche Berührungen von oder Zusammenstöße mit Dingen oder Personen sollen ihre Sinne beleben. Wenn andere dann auf ihre ‚Unbeholfenheit' mit Ungeduld, Verärgerung oder Spott reagieren, entwickeln sie eine Scheu davor, neue motorische Aktivitäten auszuprobieren. Weil Kinder mit einem wenig empfindlichen sensorischen System ständigen Kontakt suchen, bezeichnen ihre Eltern sie möglicherweise als klammernd. Andere Menschen finden ihre Berührungen vielleicht als aufdringlich und unangemessen.

Die meisten Fachkräfte für Ergotherapie werden Ihnen aber versichern, dass sie die überempfindlichen Sinne erfolgreich desensibilisieren bzw. die unterempfindlichen Sinne stimulieren können. Ich sage das als Mutter eines Kindes, das in seinen ersten Lebensjahren ständig seinen Geburtstagsanzug trug (wenn er damit bei mir durchkam), und das nur einige wenige Menschen, die ihm lieb und teuer waren, umarmte (von hinten, ohne Blickkontakt). Als er in der dritten Klasse war, zog er dann gerne Jeans und Flanellhemden an. Als er in der fünften war, unternahm er Wanderungen, war mit dem Fahrrad unterwegs, reiste mit dem Rucksack und machte Wildwassersport. Er zuckte nicht mit der Wimper, wenn er dabei mit irgendwelchen in der Natur vorhandenen schleimigen Substanzen oder Kriechtieren in Berührung kam. Solche Erfolge sind durch eine maßgeschneiderte und regelmäßige Intervention möglich.

Die olfaktorische Wahrnehmung

„Bäh, was stinkt da so?", hörte man oft in unserem Haushalt, auch wenn meine Nase nichts registrierte. Schulische Assistenzkräfte (paraeducators)[13] haben mir gesagt, dass ihre autistischen Schüler*innen sie mit dem Satz „Sie

13 In den USA haben allgemeine Schulen anstelle von Schul- oder Integrationshelfer*innen festangestellte pädagogische Mitarbeiter*innen (Anm. d. Übers.).

riechen komisch!" begrüßen, auch wenn sie gerade frisch geduscht sind. Eine hypersensible olfaktorische Wahrnehmung (ein überempfindlicher Geruchssinn) ist bei autistischen Kindern häufig festzustellen.

Durch Aromen, Gerüche und Düfte, die die meisten Menschen als angenehm empfinden oder gar nicht wahrnehmen, fühlt sich das autistische Kind irritiert, vielleicht sogar krank. Wenn schon einmal eine bestimmte Farbe, ein Klebstoff, ein Duft oder ein Haushaltsreiniger einen plötzlichen Kopfschmerz bei Ihnen auslöste, sich Ihnen beim Geruch von Fisch, Brokkoli, Knoblauch, Katzenfutter oder Limburger Käse der Magen umdrehte oder es Ihnen Tränen in die Augen trieb, dann multiplizieren Sie dieses Gefühl mit einem Faktor x. So bekommen Sie eine Ahnung davon, was Ihr Kind empfindet. Tragen Sie ihm nicht auf, das Katzenstreu zu wechseln. Diese Mischung, ob ‚geruchsfrei', ‚mit natürlichem Zitronenduft' oder ‚aus Naturfasern' in Kombination mit dem, was sich in der Katzentoilette befindet, wird Ihr armes Kind umhauen.

Einige potenzielle Quellen von Geruchsbelästigung zu Hause:

- Parfümierte Wasch- und Wäschepflegemittel (Wenn der Geruch an der Kleidung ist, kann das Kind ihm nicht ausweichen)
- Parfümierte Seifen, Duschgels und Shampoos (einschließlich der Duftnoten für Kinder, z. B. Kaugummi)
- Duftsprays für das Bad (Sie sind nur ein zusätzlicher Geruchsreiz)
- Hand-, Gesichts- und Körperlotionen
- Deodorants, Aftershaves, Eau de Toilette
- Haar-Styling-Produkte
- Nagelprodukte
- Haushaltsreiniger wie Ammoniak, Bleiche, Möbelpolitur, Teppichreiniger, feuchte Wischtücher und andere parfümierte Reinigungsmittel
- Koch- und Küchengerüche
- Chemikalien für Hof oder Garten

In der Schule gibt es den Kunstraum, geruchsintensive wissenschaftliche Projekte, die Gerüche der Duschgels und Shampoos der Mitschüler*innen, Duftstifte, den alten Ölofen, das Fenster, hinter dem die frisch gemähte Wiese mit dem verfaulenden Gras liegt, den Hamsterkäfig und die seit Tagen vergessene Lunch-Box im Schrank. Nicht selten ergreift in der Cafeteria eine*n autistische*n Schüler*in ein unkontrollierbarer Würgereiz. (Bieten Sie ihnen einen anderen Ort an, an dem sie ihre Mahlzeit einnehmen können, wenn die Gerüche Ihre Schüler*innen zu sehr stören.)

Ein schwach entwickelter Geruchssinn macht sich dadurch bemerkbar, dass ein Kind ausgesprochenes Interesse daran zeigt, an seinem eigenen Körper oder dem anderer zu schnüffeln oder seinen Körpergeruch gar nicht wahrnimmt und deswegen nicht weiß, wann es Zeit ist, zu baden oder die Zähne zu putzen. Es kann dazu kommen, dass die Kinder Substanzen in den Mund nehmen, die nicht als Lebensmittel geeignet sind, z. B. Dreck, Klebstoff, Münzen oder Seife. Sie sind unempfindlich gegenüber Gerüchen, die andere als unangenehm empfinden, wie Urin (Bettnässen) oder Kot (Schmieren). Die beiden genannten Beispiele können auch Anzeichen einer Unterempfindlichkeit auf taktile Reize sein.

Die gustatorische Wahrnehmung

Unser Geschmackssinn ist eng mit dem Geruchssinn verbunden. Der Geruchssinn funktioniert wie eine Art Alarmanlage. Wenn ein mögliches Nahrungsmittel gefährlich riecht, gammelig, verbrannt, ranzig oder sonst wie verdorben, nehmen wir es nicht in den Mund. Ein natürlicher Mechanismus schützt uns davor, Gifte und Toxine aufzunehmen. Die Geruchsempfindungen eines Menschen sind sehr individuell, jeder Mensch nimmt den Duft einer Substanz anders wahr.

Ein sehr sensibles gustatorisches System reagiert äußerst empfindlich auf einen intensiven Geschmack wie z. B. bitter (hervorgerufen durch photochemische Substanzen in vielen Gemüsesorten) und auf Hitze (scharfe Lebensmittel, die Capsaicin enthalten, z. B. Chili).

Eventuell werden auch Nahrungsmittel wegen ihrer Temperatur oder Textur abgelehnt. Das Kind mag möglicherweise kein kaltes Essen (Eiscreme oder gekühlte Säfte), etwas, das glitschig oder schlabberig ist (Pudding, Pfirsichkompott, Würzsoßen), oder Speisen, die eine gemischte Konsistenz haben, z. B. Aufläufe, Sandwiches oder Suppen. Die faserige Textur von Fleisch wird eventuell als unangenehm empfunden oder es sind kohlensäurehaltige Getränke, die Probleme bereiten. In der Folge sind autistische Kinder ausgesprochen wählerisch, was ein solches Ausmaß annehmen kann, dass sie sich auf nur wenige Nahrungsmittel beschränken. Am anderen Ende der Skala der Sensitivität ist das Kind, das zu wenig schmeckt. Es hat ein reduziertes Geschmacksempfinden, und es isst vielleicht:

1. Alles in Reichweite, weil alles gut schmeckt,
2. isst wenig, weil eine angenehme Geschmackerfahrung fehlt, das Kind ihr keine Bedeutung beimessen kann oder kein Interesse daran hat,
3. Speisen in ungewöhnlicher Zusammenstellung (z. B. Pommes frites mit Pfirsichjoghurt-Dip, Erdnussbutter auf einem Hotdog) oder
4. Dinge, die allgemein als nicht zum Verzehr geeignet angesehen werden (Erde, Modelliermasse, Kleber, Kaffeesatz, Wollmäuse oder Papier).

Durch physiologische Probleme wie Mineralstoffmangel kann sich der Geschmackssinn eines Kindes auch verändern. Das kann sich in mangelnder Zahnhygiene niederschlagen, was wiederum einen Nährboden für virale oder bakterielle Infektionen bietet.

Die gesundheitlichen Folgen sowohl für diejenigen, deren Geschmackssinn sehr stark ausgeprägt ist (manchmal ‚Supertaster' genannt), als auch für die, die kaum etwas schmecken, sind gravierend. Erstere wehren sich unter Umständen gegen Nahrungsmittel, die als sehr gesund gelten, wie z. B. Gemüse. Bei Letzteren ist es gerade andersherum. Exzesse, die der oralen Befriedigung dienen, führen zu Krankheiten, die mit Übergewicht einhergehen.

Später als Erwachsene neigen sie möglicherweise zu Alkohol- und Tabakmissbrauch.

Der Umgang mit der gustatorischen Wahrnehmung erfordert große Wachsamkeit, ein geschultes Auge und viel Zeit und Geduld. Versuchen Sie nicht, das allein zu Hause zu lösen, sondern holen Sie sich um Ihrer selbst Willen Rat bei Fachleuten für Ergotherapie.

Die vestibuläre und die propriozeptive Wahrnehmung

Wie eine gut geführte Buchhaltungsabteilung in einem Unternehmen werden diese beiden wesentlichen, aber wenig verstandenen Sinne übersehen, wenn alles reibungslos läuft. Erst wenn etwas schiefgeht, wird das Chaos deutlich, das entsteht, wenn ein wichtiger Teil der Infrastruktur nicht funktioniert.

Das vestibuläre System reguliert das Gleichgewicht (Balance und Stabilität), indem es auf Veränderungen der Augen- und Kopfposition reagiert. Das Kommandozentrum befindet sich im Innenohr. Die propriozeptive Wahrnehmung basiert auf Feedbacks von Gelenken und Muskeln, die mitteilen, welche Position unser Körper im Raum innehat und welche Kräfte und Belastungen auf ihn wirken. Vestibuläre und propriozeptive Probleme sind nicht so leicht zu erkennen. Oft werden sie übersehen und nicht behandelt. Das autistische Kind bleibt somit ohne Hilfe in einer für es bedrohlichen Umgebung.

Diese Einschränkungen können allerdings alltägliche motorische Funktionen hemmen oder sogar zum Stillstand bringen. Das Kind fällt über seine eigenen Füße, stößt sich an der Wand und fällt aus dem Stuhl. Es weiß sich nicht zurechtzufinden, wenn es die Position wechseln soll, wird unsicher, wenn es festen Grund verlassen muss, um z. B. die Treppe zur Rutschbahn hinaufzuklettern, es eine öffentliche Toilette benutzen, Fahrrad fahren oder auf einem zu hohen Sessel oder Stuhl ohne Fußstütze sitzen soll. So kann es passieren, dass wir ohne Absicht seine Ängste, grundlegende Bewegungsabläufe zu meistern, verstärken, und zwar durch die Erwartung, dass es neue Fertigkeiten erlernt, sei es im kognitiven/schulischen/beruflichen Bereich, im sozialen oder im grobmotorischen. In diesem Zusammenhang ist es verständlich, dass viele autistische Kinder sportliche Aktivitäten, die große Herausforderungen an sie stellen, meiden. Sie sollen eine bestimmte Haltung einnehmen, über grobmotorische Fähigkeiten verfügen, um aufeinanderfolgende Bewegungsabläufe zu planen und auszuführen, wie z. B. nach einem Ball zu hechten, ihn aufzufangen, aufzuspringen und den Ball zu werfen. Oder etwa im Basketball zu dribbeln, zu zielen und dann in einen Korb zu werfen. Dazu kommen noch die im Team erforderlichen kognitiven Fähigkeiten: Die Regeln im Kopf haben, sie anwenden, mit den Teammitgliedern kommunizieren und die Konsequenzen akzeptieren, wenn man ein Spiel in den Sand gesetzt hat.

Vestibuläre Störungen beeinflussen fast alle Körperfunktionen und führen zu einem (wortwörtlich) schwindelerregenden Spektrum von Symptomen. Das mag sich (aber nicht nur) im Verlust des Gleichgewichts zeigen, in chronischer Übelkeit, einem verzerrten Hören (die Ohren fühlen sich wie verstopft an oder man hört nur ein Rauschen wie bei schlechtem Radioempfang) und in visuellen Störungen (Gegenstände oder Geschriebenes sehen verschwommen aus oder wie in Bewegung). Bei der Fokussierung auf entfernte Objekte kann es Probleme geben, eventuell blendet grelles Licht übermäßig, und vielleicht hat Ihr Kind Schwierigkeiten mit dem Gedächtnis und/oder der Konzentration, leidet unter chronischer Müdigkeit, akuter Angst und Depression.

Kinder mit einer propriozeptiven Störung fallen oft durch einen seltsamen, unbeholfenen Gang auf, sie haben Probleme mit Messer und Gabel, mit Stiften und anderen Dingen, die die Feinmotorik beanspruchen. Sie kommen aus dem Gleichgewicht, wenn ihre Augen geschlossen sind, manche stoßen sich überall an oder springen von etwas herunter, weil sie propriozeptiven Input brauchen. Vielleicht kennen sie keine Grenzen, weil sie das vielschichtige Konzept von Nähe und Distanz (die gesellschaftlich konditionierten Beziehungsfragen, in Kapitel 8 wird näher darauf eingegangen) nicht verstehen, permanent und unabsichtlich anderen zu nahe kommen, oft auch aus Versehen, und ohne es zu wollen mit ihnen zusammenstoßen.

Zusätzlich zu den unschätzbaren Fachkräften für Ergotherapie können Sporttherapeut*innen bei den grobmotorischen Problemen helfen, indem sie das Curriculum und die Sportgeräte an die besonderen Erfordernisse anpassen und dem Kind dadurch helfen, mit Gleichaltrigen gemeinsam an Outdoor-Spielen oder dem Sportunterricht teilzunehmen. Fragen Sie, ob es in Ihrem Schulbezirk autismusspezifische Beratungsangebote zur motorischen Förderung gibt.

Konzertierte Anstrengungen

Die Mehrzahl der autistischen Kinder sehen sich mit mehr als einem sensorischen Problem konfrontiert. Die Art und das Ausmaß der Unterschiede (ein Sinn ist überempfindlich, der andere unterempfindlich, oder es liegt eine Kombination von beiden Phänomenen vor) verlagert und verändert sich möglicherweise von Tag zu Tag, mit der Zeit oder durch Therapie. ‚Konzertiert' hat zwei Bedeutungen: ‚entschlossen' und ‚gemeinschaftlich'. Um den Umgang mit den sehr präsenten sensorischen Herausforderungen, die an unsere Kinder gestellt werden, zu erleichtern, ist es notwendig, den Erfordernissen in beiden Bedeutungen gerecht zu werden. Es geht um Strategien als Team, engagierte Zusammenarbeit mit den Eltern, mit der Schule und mit den Therapeut*innen.

Ein wirksames ergotherapeutisches Werkzeug ist eine auf das Kind individuell zugeschnittene Strategie, die als sensorische Diät oder auch als sensorische

Landkarte bezeichnet wird. Mittels der sensorischen Diät oder Landkarte können die individuellen sensorischen Bedürfnisse eines Kindes identifiziert und regelmäßig geplante Aktivitäten erarbeitet werden, die ihm helfen, den sensorischen Input zu organisieren und es ihm erleichtern, aufzupassen, sich einzubringen und selbst zu regulieren. Durch Beobachtung und Analyse, sowohl nach formalen Kriterien wie auch nach subjektiven, erfasst Ihr*e Ergotherapeut*in drei Bereiche:

1. Die Schwankungen im Erregungsniveau des Kindes im Laufe des Tages. Ein niedriges Niveau (Hyposensitivität) erfordert einen Input an Reizen. Eine Überempfindlichkeit (Hypersensitivität) erfordert eine Reduzierung der Reize.
2. Den Status quo des sensorischen Systems des Kindes. (Welche Sinne sind gut ausgebildet, welche bereiten Probleme?)
3. Die Identifizierung und Dokumentation der Quellen der sensorischen Probleme, also spezifische Vorfälle, die emotionale Reaktionen oder Verhaltensweisen auslösen. (Veränderungen eines Zustands, bestimmte Aktivitäten, Örtlichkeiten oder Menschen, bestimmte Substanzen, mit denen das Kind in Berührung gekommen ist.)

Ein Primärziel der sensorischen Integrationstherapie ist es, dem Kind zu helfen, selbst zu erkennen, wenn etwas mit seiner Wahrnehmung nicht stimmt, und ihm Strategien anzubieten, mittels derer es sich selbst regulieren kann. Oder ihm zu vermitteln, dass es um Hilfe bitten kann, wenn es dies allein nicht schafft. Das sind z. B. regelmäßig vorgesehene Pausen, Anti-Stress-Spielzeug, Beißstäbe oder Kauhalsketten (hygienischer, ungiftiger Gummigegenstand an einem Umhängeband) und Ähnliches sowie eine ruhige Ecke, in die es sich zurückziehen und lernen kann. Durch Integration dieser Strategien in den Tagesablauf werden die Bedürfnisse des Kindes erfüllt und es bekommt das Gefühl, die Kontrolle zu haben. Es erfährt, dass es etwas ‚kann', was wiederum seine kognitiven und sozialen Fähigkeiten stärkt.

Auch bei nicht-autistischen Menschen kann es zu einer sensorischen Integrationsstörung kommen. Vielleicht hilft es Ihnen, die Bedürfnisse Ihres Kindes besser zu verstehen, wenn Sie sich mit Ihrer eigenen sensorischen Wahrnehmung und der der Menschen in Ihrem Umfeld auseinandersetzen. In dem in heiterem Ton verfassten, aber dennoch aufschlussreichen Buch *The Goodenoughs Get in Sync* von Carol Kranowitz haben alle Familienmitglieder einschließlich des Hundes mit unterschiedlichen sensorischen Herausforderungen zu kämpfen. Der Vater kann Trauben- von Erdbeerfruchtgummis nicht unterscheiden, und er weiß nicht, welche von zwei Schaufeln schwerer ist. Die Mutter muss immer etwas anfassen, herumlaufen, sich recken und strecken, etwas summen, kauen, mit ihrem Bleistift, einer Kreide oder Gummibändern herumspielen. Die Kinder beschreiben, dass sie sich ständig konfrontiert sehen mit ihrer Kampf-, Flucht- und Erstarrungsreaktion, ihren Problemen, sich zu äußern, ihren Problemen mit dem Gleichgewicht, ihrer visuellen Defensivität, ihrem Unvermögen, Geräusche zu unterscheiden, der Dyspraxie (Probleme mit den grob- und feinmotorischen sowie koordinativen Aktivitäten) und anderen motorischen Schwierigkeiten. Wenn die einzelnen Familienmitglieder ihre individuellen sensorischen Bedürfnisse nicht beachten, bricht im Haus ein Chaos aus. Wenn sie hingegen ihre sensorische Diät einhalten, dann entsteht wieder ein Gleichgewicht. Alle erzählen einander ihre eigene Geschichte, und, wie Sie sich vielleicht schon denken, ist man von den Geschichten der Kinder geradezu gefesselt.

Vergessen Sie die Pyramide von Gizeh oder die Hängenden Gärten von Babylon. Die eigentlichen Weltwunder sind die Sinneswahrnehmungen des neurologischen Systems. Ihre Funktionsweise beeinflusst uns in höchstem Maße. In sieben Jahren intensiven und engagierten Trainings seines sensorischen Systems wurde aus meinem ‚sprachlosen' und aggressiven Kleinkind ein zuversichtlicher, tüchtiger und großherziger Teenager, der seine sensorischen Bedürfnisse allein im Griff hat. Das ist ein auch eine Art Weltwunder.

3. Kapitel

Erkenne den Unterschied zwischen „will/mache ich nicht“ und „kann ich nicht“

Du denkst vielleicht, ich höre nicht zu, wenn du mir etwas sagst. Oder dass ich einfach nicht das machen will, was du von mir verlangst. Aber das ist nicht der Grund, warum ich nicht folge. Es ist so, dass ich dich nicht verstehe, nicht richtig weiß, was ich tun soll. Wenn du mir von der anderen Ecke des Zimmers etwas zurufst, dann höre ich „Tut-tut-tut, Jordan. Pssst, halli-hallo, brrm …“ Komm doch lieber rüber zu mir, damit ich merke, dass du da bist, und sag es mir mit einfachen Worten: „Jordan, leg dein Buch in dein Schreibtischfach. Es ist Zeit fürs Mittagessen.“ Dann weiß ich, was du von mir willst und was an der Reihe ist. Dann kann ich das auch tun.

Manchmal schmerzt es mich, wenn du was von mir verlangst oder es ist für mich unangenehm, und ich weiß nicht, wie ich es kontrollieren kann.

Manchmal weiß ich nicht, wie ich dir erklären soll, warum ich etwas nicht kann. Aber ich weiß, dass es nicht daran liegt, dass ich es nicht will. Es ist, weil ich nicht dazu in der Lage bin.

Ist ein Zebra weiß mit schwarzen Streifen oder schwarz mit weißen Streifen? Wenn man zehn Leute fragt oder auf zehn Websites nachliest, dann wird man zwölf Meinungen hören. Es sieht nur so aus, als seien die Zebras weiß mit schwarzen Streifen, weil die Streifen am Bauch und zu den Innenseiten der Beine hin enden. Aber die Haut unter dem Fell ist tatsächlich schwarz. Die Dinge sind nicht immer, wie sie scheinen, so lehrt uns Mutter Natur.

Und genauso verhält es sich mit der Komplexität des Autismus. Wie können wir unterscheiden, ob unser Kind etwas nicht tun will (d. h. es entscheidet sich, etwas nicht zu tun, und dieses Verhalten ist auf sein Naturell oder seine Persönlichkeit, auf durch Erziehung erworbene Muster o. Ä. zurückzuführen) oder ob es etwas nicht tun kann (nicht dazu in der Lage ist)? Häufig heißt es „du willst nicht“, wenn wir Verhaltensweisen unseres Kindes kritisieren wollen. Es will nicht folgen, nicht zuhören, wenn man ihm etwas sagt. Es hört nicht damit auf, mit den Finger zu knacken. Es geht mitten im Satz weg oder es führt andere merkwürdige, scheinbar unerklärliche oder stereotype Handlungen aus. Wir als Erwachsene gehen davon aus, dass das Kind begreift, wie etwas funktioniert und was gesellschaftlich angemessen ist, dass es, wenn es einmal etwas gemacht hat, das problemlos in jeder Situation ohne erneute Aufforderung, ohne Training oder Belohnung wiederholen kann. Bei den zahlreichen Problemen unserer Kinder stellen wir als Erwachsene alle möglichen Vermutungen an, was ihre Kenntnisse und Fähigkeiten angeht, ohne auch nur einmal daran zu denken, dass das aktuelle Problem seinen Ursprung gerade in unseren Vermutungen haben könnte.

„Will ich nicht/mache ich nicht” und „kann ich nicht“ sind nicht dasselbe. „Will ich nicht/mache ich nicht“ bedeutet Planung, Absicht und willentliches Verhalten. Es impliziert ein Ich-Bewusstsein und eine Entwicklungsstufe, die es ermöglichen, die Situation und eventuelle Konsequenzen einzuschätzen und eine Entscheidung zu treffen. ‚Kann ich nicht‘ hingegen bedeutet, dass das Verhalten nicht auf einer Entscheidung beruht, sondern auf fehlenden Fähigkeiten, Kenntnissen oder Gelegenheiten.

Es gibt eine scharfe Trennlinie zwischen ‚kann ich nicht‘ und ‚will/mache ich nicht‘. In Bezug auf Verhalten gelten zwei Axiome:

Jegliches Verhalten ist Kommunikation.
Jegliches Verhalten geschieht aus einem Grund.

In den gegenwärtigen psychologischen Theorien werden als Verhaltensmotive genannt: Suche nach Aufmerksamkeit, Wunsch nach Stimulation des sensorischen Systems oder Versuche, sensorische Reize zu vermeiden, Gefühle von Machtlosigkeit, Erprobung von Grenzen, Experimentieren in verschiedenen Stadien der kognitiven und sozialen Entwicklung, Erkundung der Eigenständigkeit und viele weitere. Einige haben ihren Ursprung direkt in den mit Autismus verbundenen Herausforderungen, andere in Entwicklungsstufen, die alle Kinder, ob autistisch oder nicht, durchlaufen. Das nächste Mal, wenn Sie sich bei dem Satz „Er will nicht …“ ertappen, halten Sie inne und versuchen Sie, folgende, nicht seltenen Ursachen für das Verhalten Ihres Kindes in Betracht zu ziehen. Vielleicht erkennen Sie, dass es in

Situationen, in denen Sie von ‚mache/will ich nicht‘ ausgegangen sind, eher um ‚kann ich nicht‘ geht.

Widerstand/vermeidendes Verhalten

Ihr Kind oder Ihre Schüler*innen wissen nicht, wie sie einer Bitte oder Aufforderung nachkommen können, oder es ist für sie aus einem Ihnen nicht verständlichen Grund unangenehm.

Es ist natürlich, dass ein Kind (oder auch Erwachsene) einer unangenehmen Aufgabe aus dem Weg gehen wollen. Man muss die Ursache für den Widerstand identifizieren, um ihn auflösen zu können. Ihnen fällt nun die wichtige Rolle zu, wie ein Detektiv das Motiv für das Verhalten zu ermitteln. Sie werden vielleicht überrascht sein, wenn sie herausfinden, wie oft fehlende Fähigkeiten, Informationen oder Gelegenheiten dazu führen, dass Ihr Kind oder Ihr*e Schüler*in zögert oder sich weigert, das zu tun, worum Sie gebeten haben. Das ist in fast 100 % der Situationen der Fall. Mögliche Gründe: (Holen Sie sich einen Kaffee, wir werden eine Weile mit diesem Thema beschäftigt sein.)

- Es hat Ihre Bitte nicht gehört oder sie ist nur teilweise in seinem Gehirn angekommen.
- Es begreift die Anweisungen oder die Bitte nicht.
- Es kennt oder versteht die Regeln, die Abläufe oder die Konventionen nicht.
- Ihm fehlen die fein- oder grobmotorischen Fähigkeiten, um die Aufgabe zu erfüllen.
- Die Erwartungen an sein Verhalten oder an seine geistigen Fähigkeiten sind zu hoch.
- Die Handlung stellt eine sensorische Überforderung dar.
- Die Aufgabe setzt ihm körperlich zu.
- Die Bitte oder Aufforderung wird zu einem Zeitpunkt vorgebracht, zu dem es gerade hungrig ist oder zu müde, um ihr nachzukommen.
- Alle oben genannten Möglichkeiten, einzeln oder in Kombination, lösen eine lähmende Angst aus.

Mit anderen Worten, das Kind ‚kann nicht‘.

Dazu kommt noch die Angst vor Versagen und Kritik. Ihr Kind denkt konkret, schwarz oder weiß, alles oder nichts, und somit gibt es nur zwei Varianten bei Fehlern oder Erfolgen: Sie sind entweder riesig oder gar nicht vorhanden. Das erzeugt einen gewaltigen Stress und eine große Angst bei dem Kind. Haben Sie ihm überhaupt angeboten, selbst zu entscheiden, wie und wann es die Aufgabe erfüllen kann? Vermeidungsverhalten hat seine Ursache oftmals in fehlendem Verständnis und Versagensängsten.

Wenn Sie Ihrem Kind zugestehen, selbst mitzubestimmen, wie es Aufgaben und Aufträge am besten erledigen kann, erhöht das seine Erfolgsaussichten. Dadurch ist es wiederum motiviert, es zu versuchen und letztlich zu tun. Fragen Sie, ergründen Sie und führen Sie: Was wäre für mein Kind hilfreich, um die Aufgabe zu erledigen oder die Erwartung zu erfüllen? Helfen Sie ihm, den Satz zu beenden: „Es wäre besser, wenn ..."

- ein Erwachsener mir helfen würde,
- ein gleichaltriges Kind oder eins meiner Geschwister mir helfen würde,
- ich mehr Zeit hätte,
- ich es allein machen könnte,
- ich es mit jemand zusammen oder in einer Gruppe machen könnte,
- ich es woanders machen könnte,
- ich es dir auf andere Art und Weise mitteilen könnte. Ich könnte:
  - es dir allein oder in einer kleinen Gruppe sagen,
  - es dir schriftlich mitteilen,
  - es dir mitteilen, indem ich zeichne, male oder es dir mit meinen Spielzeugen vorspiele,
  - meine Gedanken auf einem Tablet oder Computer aufschreiben oder aufnehmen,
  - dir auf dem Computer oder Tablet eine andere Lösung zeigen.

Streben nach Aufmerksamkeit

Ihr Kind möchte die Aufmerksamkeit von Erwachsenen oder Gleichaltrigen auf sich ziehen.

Die gute Nachricht: Ihr Kind will interagieren. Die schlechte: Unangemessene Verhaltensweisen mit der Absicht, die Aufmerksamkeit auf sich zu ziehen, stören möglicherweise die routinemäßigen Abläufe in der Schule und in der Familie. Wenn Sie daran verzweifeln, dass das Kind nicht ‚aufhören will‘, überlegen Sie erst einmal: Wurde es ihm beigebracht, angemessen um Aufmerksamkeit oder Hilfe zu bitten, versteht es, wie das geht?

Es ist ein klassisches Dilemma bei Autismus: Das Kind soll lernen, sozial zu interagieren, aber gleichzeitig weiß es nicht, wann und wie es um Hilfe bitten soll. Es benötigt genaue Anweisungen und Beispiele, um Sätze wie „Ich brauche Hilfe“ oder „Ich verstehe das nicht“ zu formulieren und es braucht emotionale Unterstützung bei dem Lernprozess, nicht nur die gerade passenden Wörter oder Handlungen abzurufen, sondern um überhaupt den Mut aufzubringen, eine Frage zu stellen.

Fragen Sie sich auch, ob die Aufmerksamkeit, die es von Erwachsenen bekommt, ausreicht, damit es das leisten kann, was von ihm erwartet wird. Und auch, ob ihm im Kreis der Gleichaltrigen genug Aufmerksamkeit entgegengebracht wird, um sein Selbstwertgefühl zu festigen. Sind es eher seine unerwünschten oder die angemessenen und passenden Verhaltensweisen, die Ihre Aufmerksamkeit auf sich ziehen? Loben Sie Ihr Kind mehr, als dass Sie es kritisieren? (Pädagog*innen und Psycholog*innen empfehlen ein Verhältnis von fünf zu eins bei Lob und Kritik.)

Verstärken Sie unwillentlich die Verhaltensweisen, die Sie eigentlich in den Griff bekommen möchten? Wenn Sie ihr Kind ignorieren, wenn es gerade nicht als Unruhestifter agiert, aber immer sofort reagieren, wenn die gekauten Papierkügelchen herumfliegen oder es das Sofa als Trampolin benutzt, dann hat es in den zuletzt genannten Beispielen die Aufmerksamkeit bekommen, die es haben wollte, und damit haben Sie die unangemessenen Verhaltensweisen verstärkt. Denken Sie an die Maxime: *Jegliches Verhalten ist Kommunikation.* Das gilt auch für Sie.

Selbstberuhigung

In Kapitel 2 habe ich ausgeführt, dass Ihr Kind unbewusst versucht, überlastete Sinne zu beruhigen und zu wenig geforderte Sinne zu stimulieren, um Angst oder Missempfindungen zu reduzieren. In dem Fall liegen dem Verhalten organische Ursachen zugrunde, und solange wir dem Kind nicht helfen, sensorische Strategien, die es anwenden kann, einzuüben, fallen entsprechende Verhaltensweisen in die Kategorie ‚kann ich nicht‘.

Bitte beachten Sie, dass ich sage ‚dem Kind helfen, sensorische Strategien, die es anwenden kann, einzuüben' und nicht ‚dem Kind etwas anzutrainieren'. Sie haben nichts vermittelt, wenn Ihr Kind nichts aufgenommen hat. Anders formuliert: Ihr Kind hat nichts gelernt, wenn es nicht in der Lage ist, Ihre Informationen umzusetzen. Sie werden an vielen Stellen in diesem Buch lesen (wie unsere Kinder müssen auch wir etwas wiederholen, bis wir es gelernt haben), dass Lehren und Lernen ineinandergreifen sollen. Und das erfordert oft eine andere Herangehensweise als die, an die Sie vielleicht als Erstes denken.

Unterhaltung/Spaß

Ihr Kind findet besonderen Gefallen an bestimmten Aktivitäten.

Autistische Kinder sind beim Spielen zwar häufig unflexibler und eingefahrener als normtypische Kinder, aber sie können dennoch sehr einfallsreich sein, wenn es darum geht, sich selbst zu beschäftigen und zu unterhalten. Das ist eine große Gabe, und jede Mutter eines Kindes, das ständig klagt, „Mir ist langweilig, ich habe nichts zu tun" wird Ihnen das bestätigen. Die Fähigkeit, in einer Gruppe zu interagieren, ist wesentlich im Leben.

Die frühkindliche Spielentwicklung sollte einen Grundstein bilden für die Fähigkeit, in der Schule an Gruppenarbeit teilzunehmen, sich im Jugendalter in einem Freundeskreis zurechtzufinden und sich als erwachsener Mensch am Arbeitsplatz, in einer Gemeinschaft und bei Freizeitaktivitäten gut in ein Team zu integrieren. Wenn Ihr Kind die Aktivitäten, die es im Spiel mit sich allein unterhaltsam findet, wiederholt, wenn andere anwesend sind, ist das vielleicht seine Art Ihnen mitzuteilen, dass es spielen will, dass ihm aber die für die Interaktion mit anderen Kindern erforderlichen Fähigkeiten und Möglichkeiten fehlen.

Die Spielentwicklung verläuft in Phasen: Vom allein Spielen über das Beobachten und Nachahmen anderer im Parallelspiel bis schließlich zum gemeinsamen Spielen. Wenn Sie erkennen, in welcher Phase sich Ihr Kind befindet, können Sie ein Konzept entwerfen, das zu Hause und in der Schule konsequent und einheitlich umgesetzt werden kann. Wenn dann die sozialen Fähigkeiten Ihres Kindes zunehmen und Fortschritte machen, kann dieses Konzept erweitert werden.

Verhaltenskontrolle

Ihr Kind versucht, seine Umgebung zu ordnen oder neu zu arrangieren.

Weil es autistischen Kindern an Steuerungsvermögen mangelt, ist es für sie ein ständiger Kampf, in den Lebensbereichen, die sie unter Kontrolle haben, eine gewisse Ordnung und Beständigkeit zu bewahren. Ihre Versuche, die Kontrolle zu behalten, können offensichtlich sein (provokatives, aggressives Verhalten, das wie Trotz aussieht) oder sie sind passiv-aggressiv (das Kind macht still und heimlich so weiter, wie es das für richtig hält oder angenehm findet, ungeachtet der Versuche, sein Verhalten in andere Bahnen zu leiten).

In Ihrem täglichen Leben als typische*r Erwachsene*r haben Sie ständig die Wahl zwischen verschiedenen Möglichkeiten, die sich im Minutentakt auftun. Sie betrachten das Spektrum Ihrer Wahlmöglichkeiten und Ihre Fähigkeit, Entscheidungen zu treffen, als selbstverständlich. Das autistische Kind verfügt nur eingeschränkt über eine solche Denkfähigkeit und Entscheidungskompetenz. Was bei Ihrem Kind wie Kontrollverhalten aussieht, kann auch als Beweis seiner Fähigkeit, selbstständig zu denken und seine eigenen Wünsche und Bedürfnisse auszudrücken, verstanden werden. Kanalisieren Sie diese Qualitäten, wenn Sie mit Ihrem Kind arbeiten, um seine Entscheidungskompetenzen zu fördern und das Spektrum seiner Wahlmöglichkeiten und Gelegenheiten, sich erfolgreich in der Welt zu behaupten, zu erweitern.

Es kann leicht passieren, sich mit einem Kind, das höllisch darauf bedacht ist, dass alles nach seinem Kopf geht, in einen Machtkampf zu verstricken. Behalten Sie immer die Ziele, die Sie für dieses Kind haben, im Blick, bevor Sie reagieren. Ist es Ihr Ziel, Ihr Kind nach Ihrem Willen zu formen, soll es um jeden Preis Ihre Autorität anerkennen und sich fügen? (Fragen Sie sich, ob das tatsächlich ein Gewinn wäre.) Oder ist es Ihr Ziel, dass es sich längerfristig an gesellschaftlich akzeptable Verhaltensmuster gewöhnt, dabei seine Persönlichkeit entfalten und seinen Platz als Bürger*in in der Welt einnehmen kann?

Als Kleinkind vermittelte uns Bryce auf eine passiv-aggressive Weise, wenn er genug von einer sozialen Situation (z. B. einem gemeinsamen Ausflug) hatte: Er sagte es uns – und zwar einmal. Wenn wir den Ausflug nicht in einem ihm passend erscheinenden Zeitrahmen (weniger als 5 Minuten) beendeten, drehte er sich einfach um und ging. Sie können sich vorstellen, wie gefährlich das sein konnte, je nachdem, wo wir gerade waren.

Mir sträuben sich noch immer die Nackenhaare, wenn ich an diese Zeiten denke, wie seine kleine Gestalt sich entfernte und hinter der Straßenecke oder in der Menge verschwand. Wir haben schnell gelernt, wenn Bryce sagte, „Ich habe jetzt genug, wir können gehen“, dann hieß das, dass die Zeit bis zum Aufbruch nicht verhandelbar war. Waren wir seine Marionetten? Ließen wir uns auf der Nase herumtanzen? Keinesfalls. Er teilte uns nur mit, dass er dem Meltdown nahe war. Das war ein riesiger Entwicklungsschritt, geradezu ein Meilenstein, hin zu einem Ich-Bewusstsein und der Fähigkeit, für sich selbst einzutreten. Durch die engagierte Unterstützung von Eltern, Therapeut*innen und Lehrer*innen war er so weit gekommen. Das verdiente unsere unbedingte und vorbehaltlose Wertschätzung. Wir haben dann unsere Pläne einfach entsprechend geändert. Unser Ziel war, dass Bryce in der Lage sein würde, sich in sozialen Situationen zurechtzufinden und wohlzufühlen. Dann könnten wir mit der ganzen Familie zusammen etwas unternehmen.

Um dieses Ziel zu erreichen, mussten wir lernen, seine verbalen und nonverbalen Warnungen, wenn er die Grenzen seiner momentanen Fähigkeiten erreicht hatte, zu registrieren und ernst zu nehmen. In diesen Tagen kam es zu vielen Situationen, in denen wir fluchtartig den Rückzug antraten, aber mit der Zeit entwickelte Bryce verbale Fähigkeiten, gewann an Zuversicht, konnte sensorische Reize besser integrieren und erwarb soziale Kompetenzen. Das war unser Weg. Als Teenager war Bryce dann ein junger Mann, der sich überall in der Stadt allein zurechtfand und später allein im Land herumreiste, um seinen Highschoolabschluss zu feiern.

Vergeltung

Wenn Ihr Kind es unfair findet, wie Sie es behandeln, will es zurückschlagen.

Ich gehe hier darauf ein, weil das ein Motiv ist, dass man fast gänzlich ausschließen kann.

„Er will es mir heimzahlen.“ Mitnichten. Um das Konzept fair/unfair zu begreifen, in der Lage zu sein, sich in andere Menschen hineinzuversetzen, ihre Gedanken, Gefühle, Absichten und Motivationen zu hinterfragen, sind äußerst komplexe Prozesse auf der Ebene der sozialen Informationsverarbeitung notwendig, Prozesse, die bei vielen autistischen Kindern nicht ungestört ablaufen. Mehr noch, die Planung und Ausführung von Vergeltungs- oder Racheakten erfordert gut entwickelte exekutive Funktionen zusammen mit einem hohen Maß an motorischem Planen. Das sprengt die Möglichkeiten der meisten Kinder aus dem Spektrum. Sie müssen woanders nach einer Erklärung suchen, um Rache oder Vergeltung geht es jedenfalls nicht.

Wenn wir verstanden haben, wie ‚kann ich nicht' das Verhalten unseres Kindes beeinflusst, müssen wir uns auch damit beschäftigen, wie wir selbst ‚kann ich nicht' verwenden. Denn die Perspektive ist entscheidend. ‚Kann ich nicht' fühlt sich ganz anders an, wenn wir es selbst sagen, als wenn wir es von unserem Kind hören. Als erwachsener Mensch mit allen Möglichkeiten kommen Sie nicht so einfach mit einem ‚kann ich nicht' davon. Wir haben schließlich ‚kann ich nicht' mit Mangel an Wissen, Fähigkeiten und Gelegenheiten gleichgesetzt. Ich wäre die Letzte, die behaupten würde, dass die Diagnose ‚Autismus' nicht erfordert, dass man sehr vieles lernen muss. Aber wir unterhalten uns hier nicht nur über oberflächige Informationen, sondern darüber, wie Sie alle Ihre Möglichkeiten ausschöpfen können. Ich will die Schwierigkeiten und Herausforderungen, die Ihre eigene Verunsicherung mit sich bringt, nicht bagatellisieren. Sie konnten sich nicht aussuchen, wie die Natur das Wesen Ihres Kindes beeinflusst, aber in Ihrer Rolle als Eltern haben sie unzählige Optionen. Ihr Kind wird durch seine Persönlichkeit und seine Umgebung bestimmt. Was vermitteln Sie ihm? Sind Sie ein erwachsener Mensch, der etwas ‚kann'?

Vor einigen Jahre habe ich einen Vater getroffen, der sich nicht freimachen konnte von Tiraden gegen die Regierung. Zwangsimpfungen vor dem Schuleintritt seien schuld, sie hätten ihn seines Sohnes beraubt. „Ich komme einfach nicht an ihn ran", seufzte er. „Können Sie sich vorstellen, wie ich mich fühle, wenn ich befürchte, dass er irgendwann im Gefängnis endet?" Es macht große Angst und löst ein Gefühl von Hilflosigkeit aus, wenn man von Selbstvorwürfen und zerbrochenen Träumen erdrückt wird. Aber dieser Vater hatte nicht verstanden, eine Trennlinie zwischen ‚kann ich nicht' und ‚will ich nicht' zu ziehen und blickte nur zurück auf das, was hätte sein können. Damit übersah er die noch offenen Chancen für eine Zukunft. Ob nun ein Impfschaden vorlag oder nicht, (ich ‚will' das nicht diskutieren, und das ist meine freie Entscheidung), es spielt keine Rolle mehr. Ein Kind ‚kann nicht' ungeimpft in die Schule gehen. (Und hier geht es tatsächlich darum, dass so etwas nicht erlaubt ist.) Wenn man ein Vermeidungsverhalten einnimmt, den proaktiven und schwierigen Weg scheut, dem Kind zu helfen, sein volles Potenzial zu entfalten, entscheidet man sich nur für Lähmung, Angst, Verzweiflung und eine Selffulfilling-Prophecy. Der Sohn dieses Vaters war acht Jahre alt, ein helles Kerlchen, wortgewandt, klug und einfallsreich. Aber er war auch aggressiv, wütend und frustriert, genauso wie sein Vater. Ständig sagen zu müssen ‚kann ich nicht', kann ein Kind auch zur Verzweiflung treiben.

Ich habe dem Vater vorgeschlagen, er möge versuchen, dieses ‚kann ich nicht' umzuformulieren: „Ihr Sohn kann nichts daran ändern, dass er autistisch ist. Er kann seinen Weg nicht finden, wenn die Menschen, mit denen er aufwächst, ihm nicht helfen, einen Schritt nach dem anderen zu tun."

Ich habe diesem Vater gesagt, dass ich mir sicher sei, dass er kompetenter und auch liebevoller reagieren könne. Und dann habe ich ihn gefragt, so wie mich auch unsere Kinderärztin immer gefragt hat, wer ist hier der Erwachsene? Wer kann die Dinge ändern? Können Sie das? Mit Hilfe und Unterstützung können Sie Ihrem Kind auf seinem Weg durchs Leben vieles beibringen und ihm den Weg weisen. Wollen Sie das? Er musste erst für sich selbst eine Antwort auf diese Frage finden.

‚Kann ich nicht' bedeutet nicht ‚will ich nicht'. Es liegt eine gewisse Ironie und Dramatik darin, dass wir oft gerade das zunichtemachen, was uns am meisten am Herzen liegt. Wenn Sie sich ein zuversichtliches, optimistisches, neugieriges und aktives Kind wünschen, dann müssen Sie diese Qualitäten herausarbeiten. Sie müssen sie in Ihrem Kind entdecken und fördern, auch wenn sich nur winzige Fortschritte zeigen. Denken Sie gut nach über Ihre Rolle als die Person, die Ihr Kind oder Ihre Schüler*innen in Ihrem Miteinander unterstützt.

Die Art und Weise, in der Sie auf die Handlungen, Worte oder Stimmungslagen Ihres Kindes reagieren, vermittelt ihm entweder Bestätigung oder Abwertung. Dabei können kleine Nuancen eine Rolle spielen. Achten Sie darauf, was Sie verstärken. Sie sollten sich sicher sein, dass es etwas ist, was Ihr Kind wiederholen soll. Wenn Sie die Haltung ‚kannst du' einnehmen, dann wird es sich ebenso ‚kann ich' zutrauen.

Wenn Gedanken wie „Ich kann diesem Kind keine Vorzugsbehandlung angedeihen lassen, ich kann nicht zusätzlich Zeit darauf verwenden, Aufgaben, Anweisungen und Bedingungen umzugestalten, und ich kann nichts daran ändern, wie dieses Kind ist“ Sie bestimmen, dann dürfen Sie keine positiven Veränderungen erwarten. Wenn Sie hingegen wohlüberlegt die Welt Ihres Kindes so gestalten, dass sich kontinuierlich Erfolge einstellen können, egal wie klein sie sein mögen, dann schaffen Sie eine Basis, auf der ‚will ich nicht‘ keine Nahrung mehr findet. Und das bedeutet keine spezielle Behandlung. Es bedeutet, dass Sie die Stärken und Herausforderungen eines Kindes, das die Welt anders als Sie wahrnimmt und in anderer Weise als Sie lernt, respektieren und darauf eingehen, Sie über den Horizont hinausschauen und sich davon lösen, was Sie von sogenannten typischen Kindern erwarten. Es bedeutet, dass Sie Ihr Kind anleiten, jene Fähigkeiten zu entfalten, die ihm dabei helfen, so selbstständig wie eben möglich zu werden. Wir denken dabei gerne an den ‚richtigen Weg‘, aber wir müssen den Fokus auf ‚den richtigen Weg für gerade dieses eine Kind‘ richten.

Erinnern Sie sich an die Zeit, als Sie noch keine Kinder hatten

Nach der Arbeit sind Sie etwas trinken gegangen und haben das als ‚Happy Hour‘, als ‚Zeit für sich‘, bezeichnet. Sie hatten ein Ziel: Sie wollten sich entspannen, etwas genießen oder ganz einfach vom Alltag abschalten. Das ist vergleichbar mit der heutigen Situation. Sie entscheiden sich bewusst dafür, sich in einen anderen mentalen Zustand zu versetzen, aber dieses Mal für Ihr Kind. Wenn Ihnen die Anspielung auf Alkoholkonsum missfällt, dann denken Sie an ein ressourcenorientiertes Energiemanagement: Wie viel Zeit und Energie verwenden Sie darauf, nachzugrübeln, was Sie alles nicht haben und nicht haben können, weil Ihr Kind autistisch ist? Das ist nur Trübsal blasen. Wie viel mehr könnten Sie erreichen, wenn Sie diese Energie in Taten, Experimente und den Blick nach vorne investieren würden? Das wäre Fortschritt, und zwar für Sie beide.

4. Kapitel

Ich bin ein konkreter Denker
Ich nehme wörtlich, was gesagt wird

Du verwirrst mich, wenn du sagst: „Immer langsam mit den jungen Pferden“, aber meinst: „Bleib stehen.“ Sag mir nicht: „Das ist ein Kinderspiel“, wenn ich weit und breit keine Kinder sehe und du sagen willst: „Das geht ganz leicht.“

Wenn du sagst: „Es ist draußen sehr kalt“, dann verstehe ich, dass du über eine Tatsache sprichst. Ich verstehe nicht, dass du damit sagen willst: „Zieh lange Hosen an, keine Shorts.“

Sag nicht, „Wir packen das!“, wenn da kein Koffer steht, und wenn du einfach nur meinst, uns würde etwas gelingen. Und wenn du sagst, „Das ist nur ein Ausdruck“, dann begreife ich das auch nicht.

Dass die Menschen so unterschiedlich sprechen, verwirrt mich oft. Wenn du mit mir übst, dann kann und werde ich lernen, was manche dieser verrückten Ausdrücke bedeuten. Aber vorläufig musst du mir mit einfachen Worten sagen, was ich tun soll, und was genau du mir darüber zu sagen versuchst, was um uns herum geschieht.

Egal, wie gut Sie Ihre Muttersprache zu beherrschen meinen, Ihr autistisches Kind oder Ihre autistischen Schüler*innen nehmen alles wörtlich und werden Sie auf eine harte Probe stellen. Viele Redewendungen, Wortspiele, Nuancen, Schlussfolgerungen, Metaphern, Anspielungen und sarkastische Äußerungen, die einen erstaunlich großen Teil unserer Gespräche ausmachen, versteht Ihr autistisches Kind nicht. Es nimmt Sie beim Wort, und zwar mehr als jemand je zuvor.

Der britische Olympiasieger Dough hat in Bezug auf die englische Sprache gesagt: “If the English language made any sense, a catastrophe would be an apostrophe with fur.” Damit wollte er ausdrücken, dass die gesprochene Sprache manchmal doppeldeutig ist, weil die Satzzeichen wie z. B. Apostroph fehlen.

Autistische Kinder denken konkret, sind visuell orientiert, verfügen über die (manchmal sehr ausgeprägte) Fähigkeit zur Assoziation, aber ihr Wortschatz ist meistens begrenzt. Man muss davon ausgehen, dass Bilder, die geläufige Redewendungen und andere Metaphern bei Ihnen hervorrufen, sie sehr verwirren. Hummeln im Hintern? Schmetterlinge im Bauch? In ein Wespennest stechen? Du hast wohl deine Zunge verschluckt?

Das reicht aus, damit sie an die Decke gehen. (Gefällt Ihnen das? Es heißt lediglich, dass sie wütend werden.)

Wir verwenden tagtäglich Phrasen, die ein Bild in unserer Vorstellung erzeugen. Wenn Sie Ihrem Kind sagen, dass es ‚Katzen und Hunde regnet', dann meinen Sie damit, dass es stark regnet. Eine Interpretation dieser englischen Redensart führt sie auf die großen Überschwemmungen im 17. und 18. Jahrhundert zurück. Nach sintflutartigen Regenfällen waren die Straßen übersät von ertrunkenen Katzen und Hunden. Es schien, als wären sie vom Himmel heruntergeregnet.

Und ich bin sicher, dass viele autistische Kleinkinder das vor Augen haben, wenn Sie sagen: „Es regnet Katzen und Hunde." „Aber ich sehe sie nicht!", sorgte sich ein kleiner Junge. „Das sieht nur aus wie Wasser, das runterfällt!", während ein anderer einen Wolkenbruch beobachtete und vermutete: „Sie müssen schon alle auf dem Boden sein."

Sie würden nie daran denken, Ihrem Kind Anweisungen in einer Fremdsprache zu erteilen, aber die Muttersprache kann genauso unverständlich sein.

Der Himmel möge Ihnen helfen, wenn Ihr Kind hört, dass Sie zu jemandem sagen, wir lebten in einer ‚dog-eat-dog world' (wörtlich: Hund-frisst-Hund-Welt, vergleichbar wäre ‚Ellbogengesellschaft'), dass Sie auf ‚die Braut und den Bräutigam getoastet haben' (das englische Verb ‚toast' hat sowohl die Bedeutung ‚rösten', als auch ‚auf jemanden anstoßen'), oder dass Sie jemanden gewarnt haben, das Kind nicht mit dem Bade auszuschütten.

Sie würden nie daran denken, Ihrem Kind Anweisungen in einer Fremdsprache zu erteilen, aber die Muttersprache kann genauso unverständlich sein. In einem im Internet kursierenden Essay heißt es:

„There is no egg in eggplant, neither apple nor pine in pineapple. A guinea pig is neither from Guinea nor is it a pig. If the plural of tooth is teeth, why isn't the plural of booth beeth? One goose, two geese, so one moose, two meese? If teachers taught, why haven't preachers praught? We have noses that run and feet that smell. How can a slim chance and a fat chance be the same, while a wise man and a wise guy are opposites?"[14]

Genauso verrückt ist es mit Homographen (Wörter gleicher Schreibweise, aber mit unterschiedlichen Bedeutungen). ‚The nurse *wound* gauze around the *wound.*' (Die Krankenschwester *verband* die *Wunde* mit Verbandsmull.) ‚The birds scattered, and the *dove dove* into the woods.' (Die Vögel stoben auseinander, und die *Taube tauchte ab* in den Wald.) ‚When you get *close* to the window, *close* it.' (Wenn du *in die Nähe* des Fensters kommst, *schließe* es.) ‚*Lead* me to the *lead* pipe'. (*Führe* mich zum *Blei*rohr.) 'Go *polish* the *Polish* table.' (*Poliere* den *polnischen* Tisch.) 'Can you *wind* your watch in the *wind*?' (Kannst du deine Uhr bei dem *Wind aufziehen*?)

Kommunikation mit einem Kind, das alles wörtlich nimmt, erfordert, dass wir innehalten und unsere Ausdrucksweise überdenken. Möglicherweise ist eine Art Umschulung erforderlich, und zwar auf Ihrer Seite. Mit der Zeit, durch Reife- und Lernprozesse, kann sich das konkret denkende Kind bis zu einem gewissen Grad daran gewöhnen, Redewendungen und metaphorische Sprache zu erkennen. Solange es klein ist und die rezeptiven sprachlichen Fähigkeiten schwach ausgebildet sind, achten Sie darauf, dass Sie es nicht noch mehr verwirren.

---

14 Anm. d. Übers.: „In einer ‚eggplant' (Aubergine) ist kein ‚egg' (Ei), in einer ‚pineapple' (Ananas) ist kein ‚apple' (Apfel) und keine ‚pine' (Kiefer). Ein ‚guinea pig' (Meerschweinchen) ist weder aus Guinea noch ist es ein ‚pig' (Schwein). Wenn der Plural von ‚tooth' (Zahn) ‚teeth' (Zähne) ist, warum ist der Plural von ‚booth' (Stand, Bude) nicht ‚beeth' (Wort existiert nicht)? Eine ‚goose' (Gans), zwei ‚geese' (Gänse). Also ein ‚moose' (Elch), zwei ‚meese' (existiert nicht)? Wenn ‚teachers taught' (Lehrer lehrten), warum haben nicht ‚preachers' (Prediger) praught (existiert nicht)? Wir haben ‚noses' (Nasen) die ‚run' (laufen) und ‚feet' (Füße), die ‚smell' (riechen). Wie kann es sein, dass eine ‚slim chance' (geringe Chance), und eine ‚fat chance' (wörtlich: fette Chance, aber in der Zusammensetzung wird ‚fat' ironisch verwendet) dasselbe sind, während ein ‚wise man' (weiser Mann) und ein ‚wise guy' (wörtlich auch: weiser Typ, aber in der Zusammensetzung ‚Klugschwätzer') Gegensätze sind?"
Zusammenfassend lässt sich sagen, dass es hier um fehlende Logik bei der Wort- und Kompositabildung und um nicht analog gebildete Plural- und Vergangenheitsformen geht. Sprache lässt sich nicht gänzlich in Regeln fassen, was zu Problemen führt, wenn man alles ‚zu wörtlich' nimmt.

Folgendes kann problematisch sein:

Redewendungen und Floskeln

Sagen Sie nicht	Sagen Sie stattdessen
Du bist mein Augapfel.	Ich habe dich sehr lieb.
Du bringst mich auf die Palme.	Du machst mich wütend.
Onkel Paul ist gefeuert worden.	Onkel Paul ist von seinem Arbeitgeber entlassen worden.
Ich bin mit meinem Latein am Ende.	Ich weiß keine Lösung für das Problem.
Wir dürfen das nicht Hals über Kopf entscheiden.	Wir müssen uns das gut überlegen.

Ungenaue Anweisungen

Sagen Sie genau, was Sie meinen. Ihr Kind oder Ihre Schüler*innen sollen nicht raten müssen, was Sie meinen, wenn Sie sich nicht klar ausdrücken.

Sagen Sie nicht	Sagen Sie stattdessen
Häng ihn drüben hin.	Häng deinen Mantel auf den Haken neben der Tür.
Nun mach schon.	Zieh deine Jacke an, wir gehen jetzt einkaufen.
Lass das!	Hör auf, die Katze zu ärgern.
Auf jetzt!	Wir gehen jetzt nach Hause.

Implikationen

Wie auch die ungenaue Anweisung versteht das autistische Kind eine Implikation als reine Tatsachenbehauptung. Stellen Sie es nicht vor Rätsel, sondern spezifizieren Sie, was Sie von ihm möchten.

Sagen Sie nicht	Sagen Sie stattdessen
Dein Zimmer ist unordentlich.	Häng deine Jacke an den Kleiderhaken und stell deine Bücher ins Regal.
Wo sind deine Hausarbeiten?	Leg dein Referat auf meinen Schreibtisch.
Ich mag dieses Geräusch nicht.	Stell den Fernseher leiser.

Partikelverben

Partikelverben sind häufig verwendete Zusammensetzungen aus einem Verb und einer Präposition oder einem Adverb. Für einen konkret denkenden Menschen können sie genauso verwirrend sein wie Redewendungen.

Sagen Sie nicht	*Sagen Sie stattdessen*
Wir sehen zu ihm auf.	Wir bewundern ihn. Er geht mit gutem Beispiel voran.
Ich bin krankgeschrieben.	Ich bin krank, deshalb gehe ich nicht zur Arbeit.
Seine Ausdrucksweise stößt mich ab.	Seine Ausdrucksweise gefällt mir überhaupt nicht.

> ***Unsere alltägliche Konversation ist ungenau und für das autistische Kind unlogisch.***

Wir lesen, hören und sprechen viel über ‚autistisches Bewusstsein'. Dies ist ein Bereich, wo unsere eigene Erkenntnis oftmals Starthilfe oder regelmäßige Wartung braucht. In unserer verbalen Kommunikation nimmt die bildhafte Sprache einen großen Raum ein. Zu den von mir schon genannten Beispielen kommen noch die Anspielung („Er ist ein regelrechter Einstein!"), die Übertreibung („Ich werde erst mal ein Jahr lang schlafen"), die Ironie („teuflisch gut"), die Personifikation („Der Wind flüsterte zu den Bäumen"), Pars pro Toto (ein Teil steht für das Ganze, z. B. wenn man statt Auto ‚Räder' sagt, oder einen Mitarbeiter als ‚rechte Hand' bezeichnet) und noch einige weitere dazu. Wenn ich auf Autismus-Treffen spreche, habe ich zwei Bitten an die Anwesenden:

- Erstens bitte ich sie, die Hand zu heben, wenn sie mich bei der Verwendung einer Metapher ertappen. Unbewusst passiert mir das fast genauso oft wie anderen Menschen, und je öfter ich unterbrochen werde, umso besser kann ich meinen Standpunkt verdeutlichen.
- Zweitens schicke ich sie mit einer Hausaufgabe nach Hause: Halten Sie für 24 Stunden jedes Beispiel metaphorischer Sprache bei sich selbst oder anderen fest. Probieren Sie es aus, Sie werden erstaunt sein.

Jetzt haben Sie eine Vorstellung davon, wie ungenau Ihre Alltagssprache ist, und wie unlogisch sie Ihrem autistischen Kind erscheint. Sie werden es noch schneller begreifen, wenn Sie ihm vielleicht einmal sagen, „Warte nur eine Minute auf mich", und es ist nicht mehr da, wenn Sie erst nach fünf Minuten zurückkommen. Unsere alltägliche Konversation ist ungenau und für das autistische Kind unlogisch.

Und wenn wir schon mal beim Thema unverständliche Sprache sind. Es wäre absurd, von einem autistischen Kind zu erwarten, dass es einem solchen Gespräch folgen könnte: „Wir haben geredet und so, aber was er meint, naja, also darauf lasse ich mich ÜBERHAUPT nicht ein. Und er ist einfach gegangen, schon okay, und ist mir EGAL. Schert mich eigentlich nicht im Geringsten, und er haut ab, wie du kannst mich mal.“ An alle Eltern und Lehrer*innen! Es ist überhaupt nichts dagegen einzuwenden, von Geschwistern, Mitschüler*innen und allen anderen zu verlangen, dass sie in Gegenwart autistischer Menschen klar und deutlich sprechen. Übersetzt würde sich die letzte Passage wie folgt lesen:

> *„Ich wollte mit Jake nicht mehr reden. Wir haben beide unfreundliche Sachen gesagt.“* Kennen Sie die Szene in der alten Filmsatire Die unglaubliche Reise in einem verrückten Flugzeug? Ein Passagier fühlt sich schlecht, die Stewardess fragt ihn und seinen Begleiter, ob sie irgendetwas für ihn tun könne. Sie antworten in einem ihr unverständlichen Dialekt, aber eine andere Passagierin schaltet sich ein und sagt: „Oh Stewardess, ich glaube, ich verstehe, was sie sagen. Er hat gesagt, dass er wohl ziemlich große Schmerzen hat und ob Sie ihm bitte behilflich sein könnten.“

Wenn schon verschiedene Dialekte, Akzente, Sprachmelodien Ihrer Muttersprache für Sie verwirrend sein können, dann überlegen Sie, was ein Turm zu Babel für Ihr autistisches Kind bedeutet.

Für mich war es die pure Ironie des Schicksals, dass mein Kind Sprachprobleme hatte. Ich habe einen Hochschulabschluss in Sprache und Kommunikation. Im obersten Regal in unserer Garage steht eine Kiste mit vor sich hin rostenden Pokalen, die mir im Studium verliehen wurden. Ja, ich bin eine zertifizierte Quasselstrippe. Ich komme aus einer Familie unverbesserlicher Witzbolde und Scrabble-Spieler*innen, die sich ständig neue vertrackte Wortspiele einfallen lassen. Meine Lernkurve war steil: Als Erstes musste ich erkennen, dass mein Kind zu einem solchen verbalen Schlagabtausch nicht in der Lage ist oder sich gar nicht dafür interessiert, und dann musste ich akzeptieren, dass ich meine eigene Art, mich ihm mitzuteilen, verändern müsste, wenn ich erfolgreich mit ihm kommunizieren wollte. (Und ja, das wollte ich!) Ich musste denken, bevor ich etwas sagte. Und ich musste meine Worte und meinen Tonfall wohlüberlegt wählen. Andernfalls würde er abschalten, nicht böswillig, nicht mit Verdruss, und ohne das geringste Zeichen, dass ihm überhaupt bewusst war, dass ich anwesend war.

Sie dachten vielleicht, so ein Verhalten zeige sich erst im Teenageralter

Es kann sehr ermüdend sein, bildhafte sprachliche Ausdrücke umzuformulieren, die Kommunikation auf die Wellenlänge des Kindes auszurichten. Zuweilen so ermüdend, dass Sie frustriert dem unproduktiven Gedanken verfallen, dass so etwas eine ‚Sonderbehandlung' ist, die Sie Ihrem Kind nicht angedeihen lassen müssten. Aber bedenken Sie, dass es für Ihr Kind noch ermüdender und frustrierender ist, wenn es Ihren sprachlichen Kapriolen folgen muss.

Autistische Kinder können in unterschiedlichem Maße die verschiedenen Formen einer bildhaften Sprache lernen. Wenn Sie eine Redewendung oder einen anderen figurativen Ausdruck benutzen oder hören und für Ihr Kind in konkreter Sprache neu formulieren, dann bringen Sie ihm, auch wenn es merkwürdig erscheint, bei, dass in manchen Redewendungen Wörter anders als in ihrer wortwörtlichen Bedeutung verwendet werden. Räumen Sie ein, dass das unsinnig erscheint, aber auch Spaß machen kann. Manche Kinder legen gerne eine Liste von Redewendungen an, die sie hören und lernen. Ich kenne mehr als eins, dessen Spezialinteresse Redewendungen gilt.

Wenn Sie daran arbeiten, in der Kommunikation konkretere Ausdrücke zu benutzen, dann wird Ihr Kind Ihnen auf sanfte Art und ohne zu urteilen vermitteln, dass Sie so weitermachen sollen. Als Bryce noch sehr klein war, hat sein ausdrückliches Festhalten an wörtlicher Bedeutung und sein konkretes Denken mich oft irritiert. Eines Tages entdeckte ich im Bad im Waschbecken eine Michael-Jordan-Actionfigur[15], über die ein Becher mit Himbeerfruchtaufstrich gestülpt war. Ich überlegte, was das wohl bedeutete, konnte mir aber keinen Reim darauf machen. Schließlich frage ich Bryce, „Was ist

---

15 Michael Jordan ist ein in den USA berühmter ehemaliger Basketballspieler (Anm. d. Übers.).

das?“ „Space Jam“[16], antwortete er, er hatte gerade den Film gesehen. Ich sah zu, wie die leuchtend rote, klebrige Masse im Abfluss verschwand. Ich wusste keine entsprechende Antwort, mir fiel gar nichts ein. Also folgte ich meiner Vernunft, nickte und ging.

Später amüsierte sich unsere Familie köstlich, als Bryce lernte, einen Telefonanruf anzunehmen. Meine Mutter, auch wenn im Gesundheitswesen tätig und gut über Autismus informiert, tappte fast jedes Mal, wenn sie anrief, in die Falle. „Hallo Bryce“, sagte sie. „Was machst du gerade?“ Und er antwortete: „Naja, Oma, ich telefoniere mit dir.“

Wir alle lernten, konkretere Fragen zu stellen, so konnte dann ein Gespräch in Gang kommen. Was hast du heute im Biologieunterricht gemacht? Was möchtest du am Samstag machen? Welches Buch liest du diese Woche? Auch heute noch ertappe ich mich dabei, dass ich Redewendungen plappere und dann innehalte, um herauszufinden, ob er diejenige, die ich gerade verwendet habe, kennt. Er ist jetzt erwachsen und hat viele Redewendungen und Metaphern gelernt (und benutzt sie auch), und wenn er gerade diesen einen speziellen Ausdruck nicht kennt, so erkennt er im Satzkontext doch, dass er figurativ ist.

Ich werde nie mein berühmt-berüchtigtes Missgeschick vergessen, es hat sich in mein Gedächtnis eingebrannt und mir gezeigt, wie leicht uns solche Ausrutscher, ob groß oder klein, über die Lippen kommen, auch wenn wir es gut meinen. Und wie geschickt unser Kind darin sein kann, uns das wissen zu lassen.

Bryce war sieben. Wir hatten den ganzen Abend Meinungsverschiedenheiten gehabt, und die Unfähigkeit, miteinander zu kommunizieren, hatte uns beide erschöpft. Ich habe eine Lösung nach der anderen vorgeschlagen, aber ihm war keine recht. (Und er gab nicht nach.) Es war für uns beide frustrierend, schweißtreibend, wir waren der Verzweiflung nahe. Mit Liebe und Entschlossenheit — und mit einem kleinen Überraschungsmoment — konnte ich die Situation kurz vor der Schlafensgehenszeit entschärfen. Wir hatten uns beide einen erholsamen Schlaf verdient.

16 Wörtlich übersetzt Weltraummarmelade (Anm. d. Übers.).

Am nächsten Morgen saßen wir am Frühstückstisch, die Sonne schien herein, und ich sagte ihm zwei Dinge. Erstens, dass er immer darauf vertrauen könne, dass ich ehrlich zu ihm bin und in seinem Interesse handle. Auch wenn die Lösung eines Problems nicht angenehm schien, würden wir immer einen Weg finden, der für ihn gangbar wäre. Dann sagte ich ihm, dass ich seine Hartnäckigkeit bewundere, dass er das vertrat, woran er glaubte, keine Rückzieher machte, Druck standhielt. Dazu brauche man Mut und Stärke. „Du fällst nicht um“, sagte ich, „und das kann gut sein.“ Die Worte waren noch nicht ganz raus, als ich merkte, dass ich mir einen Schnitzer geleistet hatte.

„Warum soll ich umfallen“, meinte er irritiert, „der Stuhl wackelt nicht.“

5. Kapitel

Achte auf alle Arten meiner Kommunikation

Es ist schwierig für mich, dir mitzuteilen, was ich brauche, wenn ich meine Gedanken und Gefühle nicht ausdrücken kann. Manchmal bin ich hungrig, frustriert, verängstigt oder verwirrt, kann aber gerade keine Wörter finden, um das auszudrücken. Bitte achte auf meine Körpersprache, darauf, ob ich mich zurückziehe, Angst zeige oder auf andere Zeichen, die darauf hindeuten, dass etwas nicht stimmt. Sie sind da.

Es kann sein, dass ich, wenn ich nicht die richtigen Wörter finde, das zitiere, was ich von Filmen, Videos, Büchern oder dem, was andere Leute sagen, in Erinnerung habe. Manchmal wirke ich dabei älter als ich bin, und ich verstehe die Wörter und ihre Bedeutung auch nicht ganz. Ich weiß nur, dass es ein Weg ist, dir zu antworten, wenn du das von mir erwartest und ich das nicht auf die ‚übliche' Art tun kann.

„Einen Künstler soll man nicht hetzen"

Bryce richtete seine tiefblauen Augen auf seine Lehrerin der ersten Klasse und machte diese geistreiche Bemerkung, als sie die Kinder dazu anhielt, die Malutensilien zu säubern: „Schnell, schnell, beeilt euch! Jetzt ist Musik dran! Bürsten ins Waschbecken! Stellt Euch an der Tür auf! Wir gehen jetzt!" Bryce hatte gerade erst entdeckt, dass sich orangene und grüne Farbe wie durch ein Wunder zu einem Braunton mischen ließen für seine Version von van Goghs *Sonnenblumen*, und ihm gefiel der eilige Aufbruch so gar nicht. Seiner Lehrerin war daran gelegen, mir so bald wie möglich mitzuteilen, was er gesagt hatte. Sie meinte: „Er hat natürlich Recht."

Was sie nicht wusste: Er hatte die Erwiderung komplett (Wörter, Tonfall und Tempo) eins zu eins aus dem Computeranimationsfilm *Toy Story 2* übernommen. Bryce beherrschte Echolalie, ein Phänomen, bei dem Wörter und Sätze, die man von anderen hört, nachgesprochen werden, perfekt. Wenn sein eigener Wortschatz nicht mehr ausreichte, dann rief er in Sekundenbruchteilen passende Antworten aus den auf der Festplatte seines Gehirns gespeicherten Filmen ab.

> ***Für jedes Kind, aber noch mehr für ein autistisches Kind, ist es essenziell, einen Weg zu finden, um kommunizieren zu können. Egal wie er aussehen mag.***

Viele autistische Menschen verwenden Echolalie. Entweder ad hoc (das Kind spricht etwas nach, was zu ihm oder in seiner Umgebung eben gesagt wurde), verzögert (das Kind spricht etwas nach, was es vor Kurzem, vor einiger Zeit oder auch vor Längerem gehört hat) oder dauerhaft (das Kind wiederholt immer wieder denselben Satz oder dieselbe Frage). Viele Eltern, und dazu gehörte ich auch, verfallen in große Panik, wenn wegen der Echolalie die Übermittlung von Fakten, der Fluss von Gefühlen und Gedanken in der Kommunikation mit anderen, mit unserem Kind und der übrigen Welt nicht reibungslos funktioniert.

Zu der Zeit, als Bryce sagte „Einen Künstler soll man nicht hetzen", bestand seine Sprache zu 90 % aus verzögerter Echolalie. Er setzte sie so geschickt ein, dass es niemand außerhalb unserer Familie bemerkte. Dennoch wollte ich das unbedingt unterbinden, ein verständliches Ansinnen der meisten Eltern autistischer Kinder, das aber fehl am Platze ist. Zu nicht spontanem Sprechen sagt schon Luke in dem Film (es war ja schon von Filmzitaten die Rede) *Cool hand Luke* (dt. *Der Unbeugsame,* 1967): „Was wir hier haben, ist ein Kommunikationsproblem." Echolalie wirkt oft so, als hätte sie keinen Bezug zu dem gegenwärtigen Geschehen, für das Kind ist das aber anders. Es ist Ihnen möglicherweise in seinen Assoziationen drei oder vier Schachzüge voraus. Das heißt für Sie, dass Sie die schwierige, aber notwendige Aufgabe, den Zusammenhang zu erfassen, meistern müssen.

Echolalie ist nur ein Aspekt der Sprachentwicklung, aber für Eltern emotional sehr aufwühlend. Als Mutter, die ihr Kind liebt, so wie Sie ganz bestimmt auch, wollte ich unbedingt, dass mein Kind ‚normal' spricht, dass seine Sprache keine großen Unterschiede zu der von Gleichaltrigen aufweist. Auch wenn wir dieses Ziel so schnell wie möglich erreichen wollen, dürfen wir nicht aus den Augen verlieren, dass das Kind, das noch nicht einmal über einen Grundwortschatz verfügt und dessen sprachliche Kommunikationsfähigkeiten reduziert sind, vorläufig einen Weg finden muss, um seine Bedürfnisse, Ängste und Wünsche mitzuteilen.

Was ich Ihnen in diesem Kapitel in erster Linie vermitteln möchte: Für jedes Kind, aber noch mehr für ein autistisches Kind, ist es essenziell, einen Weg zu finden, um kommunizieren zu können. *Egal wie er aussehen mag.* Wenn Sie seinen Bedürfnissen nicht gerecht werden oder seine Ängste nicht beruhigen können, dann wird seine und Ihre Welt der Horror sein.

Wenn Kommunikation nicht funktioniert, dann müssen Sie damit rechnen, dass sich seine Frustration und Angst im Verhalten ausdrückt, weil Ihr Kind mit seinen einzig verfügbaren Möglichkeiten signalisiert, dass etwas nicht so ist, wie es aus seiner Sicht sein sollte. Wenn es sich sicher ist, dass es mit Ihnen so kommunizieren kann, wie es ihm gerade möglich ist, ob es nun ruhig oder aufgewühlt ist, dass Sie zuhören und erfassen, was es Ihnen sagen möchte (egal, auf welche Weise es Ihnen das mitteilt), dann kann es viele Möglichkeiten der Kommunikation entwickeln, auch solche, für die es keine Wörter braucht.

Die typischen ersten Wörter und kleinen Sätze eines Kleinkinds scheinen oberflächlich betrachtet so simpel. Sie möchten, dass Ihr Kind „Mama" sagt, „Hundi", dann „Ich will Saft" und „Darf ich spielen?" und „Ich hab dich lieb". Aber aufgepasst, diese einfachen Sätze sind komplexer als sie scheinen. Das Sprechen (das physische Vermögen, sich stimmlich zu artikulieren) ist nur das erste Element, wenn es um Sprache geht (die Zusammenstellung von Wörtern auf eine Weise, dass es für andere Sinn ergibt). Sprache allein führt aber nicht zu Konversation (die soziale Interaktion mit anderen durch verbale und nonverbale Kommunikation).

Solange Ihr Kind im Babyalter ist, vermittelt es seine Bedürfnisse und Stimmungen nonverbal. Die meisten Kinder gehen dann dazu über, Wörter zu benutzen, danach diese Wörter in Sätzen und Ausdrücken zu verbinden. Wenn sie älter werden, bekommt Sprache eine Bedeutung über die Bezeichnung von Dingen, Stimmungen und Handlungen hinaus. Sie wird ein Werkzeug, um Gedanken und Emotionen auszudrücken und mit anderen Menschen zu interagieren. Mit der Verwendung von Sprache im sozialen Kontext beschäftigt sich die Pragmatik. Es geht dabei darum, dass Wörter, Gesten, Gesichtsausdrücke und soziales Verständnis unbewusst oder instinktiv kombiniert werden, um miteinander zu kommunizieren.

Autismus kann die Entwicklung eines Kindes in jedem der oben genannten Stadien des Spracherwerbs stören und verhindern, dass es versteht, wie Kommunikationsmittel eingesetzt werden können und funktionieren, um Menschen zu verbinden oder zu trennen. In Kapitel 8 werde ich näher auf die sozialen Aspekte eines Gesprächs eingehen, auf das, was über unsere Worte hinausgeht und uns hilft, Beziehungen zu anderen herzustellen.

Ich werde nie vergessen, wie durch Bryce' frühkindlichen Kampf mit der Sprache seine Kontaktversuche erschwert, seine emotionale Gesundheit beeinflusst und seine kognitiven Fähigkeiten verdeckt wurden. Glücklicherweise ereigneten sich zwei Dinge gleichzeitig, die dazu führten, dass ich mich einigermaßen beruhigte, mich zurückhalten und zulassen konnte, dass es ihm möglich war, die Phase der Echolalie auf seine Art und in seinem Tempo zu durchlaufen. Erstens las ich einen Artikel von einem 21-jährigen autistischen Mann, der gerade erfolgreich ein vierjähriges Studium absolvierte. Er beschrieb, dass er in Alltagssituationen bei der Kommunikation mit anderen Menschen immer noch Echolalie verwende, und dass nur er selbst das wusste. Ich dachte: *Was? Vielleicht ist der Stress, den ich mir mit dieser Sache mache, unnötig.*

Ich rief unsere lokale Autismus-Expertin an. „Ich weiß, Sie wollen das unterbinden. Aber versuchen Sie es nicht, es gibt keinen anderen Weg, Sie müssen da durch. Ich verspreche Ihnen, dass es nicht ewig anhalten wird. Geben Sie ihm die Zeit, die er braucht, um sich durch diese Phase durchzukämpfen." Ermutigt durch diesen Rat war ich in der Lage, einen Schritt zurückzutreten und zu beobachten, wie mein Sohn und andere autistische Kinder in seiner Klasse Echolalie zweckmäßig und interaktiv einsetzten. Sie benutzen sie, um:

- Ein wechselseitiges Gespräch zu führen, zu antworten, wenn das Gegenüber das erwartet.
- Um etwas zu bitten, entweder um einen Gegenstand oder um Aufmerksamkeit.
- Informationen anzubieten oder Ansichten mitzuteilen.
- Gegen Handlungen anderer zu protestieren oder ihre Bitten abzuschlagen.
- Befehle oder Anweisungen zu erteilen.
- Einen Gegenstand, eine Handlung oder einen Ort zu bezeichnen.

Wenngleich ich damals noch nicht das Wort dafür wusste, Bryce ist ein ‚Gestalt-Lerner', der bildhaft denkt und eher auf ganzheitliche Weise lernt.

‚Gestalt-Denker' nehmen Erfahrungen als ein Ganzes auf, können aber die einzelnen Bestandteile nicht erkennen.[17] Viele autistische Kinder lernen Sprache auf diese Weise, sie lernen ganze Sätze, nicht nur einzelne Wörter. Das Wort-für-Wort-Lernen ist dagegen analytisch. Ich habe den Eindruck, dass Menschen, die Sprache analytisch lernen, in der Bevölkerung überwiegen. Tatsächlich gehören dazu auch viele autistische Kinder, insbesondere Kinder mit Asperger, die ohne Schwierigkeiten einzelnen Wörtern Bedeutungen zuordnen können. Sowohl der ganzheitliche wie der analytische Lerntyp haben ihre Berechtigung (sind ‚normal').

Eine Sprachtherapeutin kann ihr Kind durch die Echolalie und andere Stadien des Spracherwerbs und der Entwicklung der Kommunikationsfähigkeiten führen und dabei auch einen Lernprozess in Gang setzen, durch den ‚Ganzheiten' in kleinere Einheiten zerlegt und dann zu spontaner Sprache neu zusammengefügt werden können. Jedes Kind durchläuft diesen Prozess auf eigene Weise. Es gibt keinen vorgeschriebenen Zeitplan, und manchmal sieht ein Fortschritt zunächst wie ein Rückschritt aus. Ihr Kind mag weitschweifige, eloquente Texte wiedergeben können, wenn es jedoch eigene einfache Sätze bilden soll, wirkt es vielleicht vorübergehend wie ein Kleinkind. Aber das täuscht. Es ist eine gesunde Sprachentwicklung. Behalten Sie im Hinterkopf, dass die Wort- und Satzbildung nur ein Teil dieser Entwicklung ist.

Die schwierigere Aufgabe besteht darin, zu verstehen, was gesagt wird, den Kontext, die Nuancen, die oftmals verwirrende Verwendung bildhafter Sprache. Leider wird bei einem Großteil der Kommunikation, die in der Schule stattfindet, davon ausgegangen, dass die Grundfunktionen des sozialen Gehirns, die es ermöglichen, sämtliche Aspekte der Sprache zu erfassen, bei allen Kindern gleich gut entwickelt sind. Autistische Kinder sind davon jedoch ausgenommen. Wenn sie einmal die Hürde, Wörter zu bilden, genommen haben, werden sie weiterhin mit den anderen Facetten der Spra-

---

17 Der Begriff „Gestalt" wird im Bereich von Autismus unterschiedlich benutzt. So wird z. B. auch von „Gestaltwahrnehmung" gesprochen, wenn eine Person eine Situation oder ein Ding als Ganzes durch die gleichzeitige Wahrnehmung aller Details wahrnimmt, aber nicht verarbeitet. Je nach Reizmenge können dabei Schwierigkeiten auftreten, zwischen relevanten und irrelevanten Informationen zu unterscheiden sowie die Fülle der Reize gleichzeitig zu verarbeiten, was zu einer Reizüberflutung bzw. einem Overload führt (Anm. d. Übers.).

che kämpfen, wenn sie keine spezifische und nachhaltige Unterstützung von Eltern und Fachkräften bekommen.

•••••••••••••••••••••

In der vierten Klasse absolvierte Bryce die in den USA üblichen standardisierten Tests, die alle drei Jahre durchgeführt werden. Die Ergebnisse zeigten, dass sein Vokabular ausgesprochen suboptimal war. Das hat mich sehr gewundert. Als Vierjähriger hatte er nur Drei-Wort-Sätze gesprochen, mit sechs Jahren bestand seine Sprache zu 90 % aus Echolalie, aber als er zehn war, fand ich seine Sprachfertigkeiten bewundernswert. Er konnte sogar mühelos vor Gruppen sprechen. Ich bat darum, die Tests einzusehen. Unter anderem hatte er bei den Wörtern ‚Kaktus' und ‚Violine' nicht die richtigen Beispiele angekreuzt. Dabei sträubten sich mir die Nackenhaare. Diese Wörter standen für Dinge, denen er selten, wenn überhaupt, in seinem Alltag, beim Lesen oder beim Filmegucken, begegnete. Den Kontext hatte er aber korrekt erfasst, indem er beim Kaktus ‚Wüste', und bei Violine ‚Musik' gewählt hatte. Die Starrheit des Tests brachte mich auf die Palme, aber ich erkannte dadurch auch, wie ich selbst automatisch die Unregelmäßigkeiten in seiner spontanen Sprache und in seiner Echolalie dekodierte, indem ich ihm zuhörte und antwortete. Ich wollte unsere Gespräche nicht darauf verwenden, ständig seine Grammatik und seinen Satzbau zu korrigieren. Deshalb ‚übersetzte' ich in meinem Kopf und setzte meinen Gedankenaustausch mit ihm ohne Unterbrechung fort.

In einer Hinsicht war es richtig, wie ich es machte: Ich wertschätzte seine Möglichkeiten, sich verständlich mitzuteilen und damit sein Selbstbild. Aber durch die Testergebnisse wurde ich auch wachgerüttelt und erkannte, dass ich ihm jeden Tag ein paar Wörter mehr beibringen und sein Verständnis des gesprochenen wie des geschriebenen Wortes überprüfen musste.

Zum Beispiel fanden wir in einer Geschichte die folgende Passage: „Er entriss ihr das Portemonnaie." Bryce guckte verständnislos, also hielten wir inne, und ich erklärte die Wörter, ‚entriss', und ‚Portemonnaie'. „Ach so", sagte er genervt. „Er hat ihr den Geldbeutel geklaut. Warum wird nicht gleich gesagt: ‚Er hat ihr den Geldbeutel geklaut.'?" Das führte zu einer Diskussion darüber, dass Wörter, wie auch Farben, viele ‚Schattierungen' haben und dass unterschiedliche Wörter einer Geschichte Farbe verleihen können. Wir hatten unseren Spaß daran, eine lange und witzige Liste zu erstellen, um ähnliche

Wörter für ‚groß' zu finden: ‚lang', ‚riesig', ‚gigantisch', ‚immens', ‚enorm', ‚Mords-, kolossal' und so weiter. Das war ein Aha-Erlebnis für uns. Auf die Idee, Wörter auf diese Weise zu betrachten, war er nicht gekommen, und ich hatte nicht daran gedacht, ihm das nahezubringen.

Es zeigte mir, wie wichtig der erste und elementarste Rat von Bryce' Sprachtherapeutin war: Dass man alles daransetzen muss, eine sprachreiche Umgebung für ihn zu schaffen. Die Sprachentwicklung eines Kindes, das nur wenig mit anderen Menschen, die sprechen, zusammenkommt, ist in der Regel verzögert. Das ist insbesondere der Fall, wenn Ihr Kind in einer Sonderklasse von Kindern, die alle sonderpädagogischen Förderbedarf haben, unterrichtet wird. Dann kommt es nicht mit der Sprache in Berührung, die üblicherweise ‚typische' Kinder entwickeln. Wir sollten unsere Kinder nicht nur mit visuellen Hilfsmitteln ‚versorgen' (ich werde in Kapitel 6 näher darauf eingehen), sondern auch mit Wörtern und sprachlichen Äußerungen. Einige Beispiele dafür:

- Sprechen Sie aus, was Sie denken, verbalisieren Sie, was Sie gerade tun und warum.
- Bestätigen Sie Ihr Kind jedes Mal, wenn es etwas zu Ihnen sagt oder versucht, mit Ihnen zu kommunizieren, egal ob Sie es verstehen oder nicht.
- Lesen Sie ihm vor.
- Erzählen Sie ihm Geschichten.
- Singen Sie ihm vor. Singen ist Sprache. Wenn Ihr Kind leicht Lieder lernt, dann nutzen Sie diese Möglichkeit, um seine Sprachkenntnisse zu verbessern. Sprechen Sie über neue Wörter im Liedtext, die es vielleicht nicht versteht.
- Wenn Sie lesen oder singen, dann machen Sie auf den Unterschied zwischen Worterfindungen und ‚echten' Wörtern aufmerksam.

Wenn Sie Ihr Kind in die Situation bringen, dass es durch den Gebrauch der Sprache antworten oder sich an einem Gespräch beteiligen soll, dann kann das großen Stress erzeugen. Diesen Leistungsdruck können Sie reduzieren, wenn Sie für den verbalen Austausch Regeln festlegen, die Ihr Kind befolgen kann. Probieren Sie die Zwei-Minuten-Regel aus: Sagen sie ihm, dass Sie gerne wissen möchten, wie sein Tag in der Schule war, dass es über sein Lieblingsspielzeug oder -buch erzählen soll, über den Hund oder ein anderes Thema, das es interessiert. Wenn Ihr Kind bereit ist, dann geben Sie ihm zwei Minuten, um seine Gedanken zu sammeln, und sprechen Sie dann zwei Minuten lang mit ihm. Beobachten Sie es dabei. Wenn es ein Gespräch mit der ganzen Familie ist, dann halten Sie inne und legen eine Pause ein, bis die anderen antworten. Viele Familien unterhalten sich im Rhythmus eines Schnellfeuergewehrs, mit dem das Kind aus dem Autismus-Spektrum nicht Schritt halten kann. Um das allgemeine Tempo des Austausches zu verlangsamen und Ihrem Kind eine bessere Chance zur Teilnahme zu geben, beachten Sie bitte die Regel: Einige Sekunden warten, und dann antworten.

„Sag es in Worten." Immer wenn Sie Ihr Kind oder Ihre Schüler*innen zu verbaler Kommunikation auffordern, fragen Sie sich doch bitte, wie oft sie das schon gemacht haben, und in welchem Tonfall? An einem Tag ermutigend, gut zuredend. Am nächsten Tag ernst, mit einem Hauch von Frustration. Dann wieder müde und flehend. Der Wortschatz Ihres Kindes reicht wahrscheinlich nicht aus, um seine Bedürfnisse, Wünsche, Gedanken und Ideen kundzutun.

Möglicherweise hat es die Bedeutung von einem Wort begriffen, aber um dieses Wort zu produzieren, bedarf es weiterer Verarbeitungsprozessen und Fähigkeiten. An einem Tag ist es vielleicht einfach, die Gedanken und Gefühle zu artikulieren, am nächsten Tag dann aber unmöglich, wenn sensorische Probleme auftreten und dazwischenfunken, oder Ihre Erwartung, Ihr Kind möge von bestimmten Verhaltensmustern nicht abweichen, dazu führt, dass die ganze Energie, die es aufbringen kann, verbraucht ist. Sie kennen sicher das Gefühl, wie es ist, unter Druck verschiedene Aufgaben gleichzeitig erledigen zu müssen. Die To-do-Liste Ihres Kindes sieht so aus: Es muss versuchen, gleichzeitig verschiedene über- oder unterempfindlichen Sinne zu regulieren, visuelle und auditive Informationen und Signale der Umgebung aufzunehmen und zu interpretieren, sein soziales Umfeld zu beobachten und zu analysieren, um das Problem zu lösen, was es tun und sagen soll. Und dann muss es dafür noch Worte finden.

„Sag es in Worten", das ist ein hehres Ziel, weil in sehr vielen Kulturen die Sprache als das ultimative tragbare, unabhängige, überall, jederzeit und bei jedem Wetter funktionierende Kommunikationsgerät angesehen wird. Aber auf dem Weg zu diesem Ziel oder auch nur einer Etappe müssen wir alle Kommunikationsversuche unseres Kindes oder unserer Schüler*innen anerkennen und unterstützen, egal, wie diese aussehen.

Vermitteln Sie Ihrem Kind, dass Sie seine Versuche, sich nonverbal durch Verhaltensweisen oder auch durch Schweigen mitzuteilen, akzeptieren und schätzen und dass Kommunikation auch so funktionieren kann. Jeder Mensch erlebt Momente, in denen er ‚sprachlos' ist. Auch wenn ein Kind schon verbale Fähigkeiten entwickelt hat, sollten Sie es würdigen, wenn es in Situationen, in denen es keine andere Möglichkeit sieht, versucht, sich über sein Verhalten mitzuteilen. Auch das Schweigen eines Kindes kann sehr viel aussagen. Denken Sie an die Anweisung „Antworte mir!", oft ausgesprochen in Situationen der Frustration, Verzweiflung oder Wut, wenn das Kind nicht mit den Worten oder auf die Art und Weise, wie wir es erwarten, reagiert. Wenn Schweigen die Antwort ist, dann überlegen Sie, was das Kind vielleicht alles ausdrücken will, aber nicht artikulieren kann:

- Ich habe dich nicht verstanden. Kannst du es mir anders mitteilen?
- Deine Worte tun mir weh.
- Du hast mich wütend gemacht.
- Ich habe keine Antwort.
- Du hast mich falsch verstanden.
- Du hast mir beigebracht, Leute zu ignorieren, die respektlos zu mir sprechen.

Wenn es Ihnen gelingt, mit Ihrem Kind auf seiner Wellenlänge zu kommunizieren, dann ist das eine ausgezeichnete Vorbereitung für das Teenager-Alter. Dann wird Ihr Kind Sie neben seinem vom Autismus beeinflussten Verhalten nämlich noch mit für Teenager typischen Verhaltensweisen konfrontieren. Fangen Sie jetzt an und hören auf alles, was Ihr Kind Ihnen mitteilen möchte, egal auf welche Art und Weise. Schauen Sie es an, wenn es spricht oder sonst wie versucht, mit Ihnen zu kommunizieren, und antworten Sie ihm jedes Mal so, dass es versteht, was Sie sagen wollen. Durch diese wechselseitige Kommunikation (Ihr Kind versteht Sie, Sie verstehen Ihr Kind) gewinnt es an Zuversicht, dass das, was es Ihnen sagen will, wichtig ist und dass es Ihnen das auf seine Art vermitteln darf. Diese Zuversicht ist die Grundlage für seine Motivation, von reinen Antworten auf Fragen zu spontanen Äußerungen überzugehen, was schließlich Gespräche, die in die Tiefe gehen, ermöglicht. Das ist etwas, was sich Eltern wie auch Lehrkräfte von Kindern mit Sprachproblemen sehr wünschen.

Wenn Sie dann mit großem Engagement Ihrem Kind geholfen haben, Worte zu finden, lauert Ihnen möglicherweise die Ironie des 21. Jahrhunderts auf. Man muss permanent Acht geben, sonst kann diese sprachreiche Umgebung entgleiten und in den Ritzen der Technologie und einer sich wandelnden

Kultur verschwinden. Haben unsere Kinder endlich verbale Kompetenzen erworben und es ist möglich, ein wechselseitiges Gespräch von unbegrenzter Dauer mit ihnen zu führen, dann war das ein hartes Stück Arbeit. Bei einer erworbenen Fähigkeit spielt jedoch ein Faktor eine wesentliche Rolle: Übung, Übung und noch mehr Übung. Doch eines Morgens während meiner üblichen Einkaufsrunde kam ich zu der traurigen Erkenntnis, dass wechselseitige Kommunikation immer eine Herausforderung für unsere Kinder darstellen wird: Es ist erschütternd und beunruhigend, aber wir sprechen nicht mehr mit den Menschen in unserer unmittelbaren Umgebung. Dieser Morgen war das beste Beispiel.

Ich hob Geld am Geldautomaten ab – ich sprach nicht mit dem Bankangestellten. Ich scannte meine Lebensmitteleinkäufe an der Selbstbedienungskasse – ich sprach nicht mit der Kassiererin. In unserer Bibliothek gibt es die Möglichkeit der Selbstverbuchung – ich sprach nicht mit der Bibliothekarin. Ich gab ein Päckchen in der Paketstation auf, ohne mit dem Postangestellten zu sprechen. Damit umging ich mindestens ein halbes Dutzend Gelegenheiten, mit Menschen zu interagieren, was früher nicht möglich gewesen wäre. Les Hinton, der frühere Herausgeber des Wall Street Journal, hat einmal gesagt, dass im 21. Jahrhundert die knappste Ressource neben „Wasser, Lebensmitteln und dergleichen" die menschliche Zuwendung sein wird.

Eine sprachreiche Umgebung? Eher eine Landschaft, in der es keine Sprache mehr gibt.

Automatisierung, elektronische Kommunikation und soziale Medien haben einen berechtigten Platz in unserer Kultur, und das wird sich auch nicht ändern. Aber wenn wir die geistige Anregung, die Freude und den Gewinn, den wechselseitige Gespräche mit sich bringen, nicht missen wollen, dann müssen wir unseren Kindern beibringen, sich z. B. vom Display des Computers, Tablets oder Smartphones auch einmal abzuwenden und mit anderen persönlich zu sprechen.

Als uns unsere Sprachtherapeutin riet, eine sprachreiche Umgebung zu schaffen, war die Verwendung der gesprochenen Sprache noch nicht durch die Kommunikation mittels elektronischer Geräte in den Hintergrund gerückt worden. Zu Gesprächen gehörten auch der Tonfall, der Gesichtsausdruck und die Körpersprache. Was wäre Skype ohne Bildschirm? Ich und mein

Mann hatten viele pubertäre Konflikte erwartet, aber wir hätten nie daran gedacht, dass wir als Urgestein einer Gegenkultur angesehen werden würden, weil wir wollten, dass unsere Kinder mit anderen Menschen sprechen sollten.

Früher oder später werden unsere Kinder mit den Menschen in ihrem Umfeld sprechen müssen, weil nicht alles per Video geht und man in manchen Situationen mit den Menschen eine persönliche Begegnung nicht umgehen kann: Mit der Ärztin, dem Zahnarzt, der Busfahrerin, dem Frisör, dem Flugbegleiter, der Polizistin, dem Feuerwehrmann, dem Pastor, der Bademeisterin, der Klavierlehrerin, dem Trainer, dem Rechtsanwalt, der Richterin. Wir helfen unseren Kindern, ihre kommunikativen Fähigkeiten zu erweitern, wenn wir ihre aktuellen Möglichkeiten würdigen und ihnen verschiedene Wege aufzeigen, ihre Wünsche, Bedürfnisse, Gedanken, Gefühle und Ideen immer und ohne Scheu auszudrücken. Wenn wir das tun, dann öffnen wir für sie eine Tür zu einem Ort, an dem sie Gespräche als ein Miteinander und nicht als ein Gegeneinander erfahren, zu einem Ort, an dem echte Kommunikation uns alle verbindet.

6. Kapitel

Stell dir vor!
Ich bin visuell orientiert

Zeig mir, wie ich etwas tun soll, anstatt es mir nur zu sagen. Du musst es mir vielleicht ganz oft zeigen. Und mir verschiedene Wege demonstrieren, wie ich es tun kann. Bild- und Wortkarten, Stundenpläne, Erinnerungszettel und andere visuelle Anweisungen helfen mir, meinen Tag zu bewältigen. Dadurch habe ich weniger Stress, mich daran erinnern zu müssen, was als Nächstes dran ist.

Wenn ich etwas ansehen kann, dann hilft mir das, mich daran zu erinnern, was ich tun soll und wann ich es tun soll. Und das hilft mir, in meinem Kopf klar zu bleiben, was mich wiederum beruhigt. Dann kann ich mühelos eins nach dem anderen machen und deine Erwartungen besser erfüllen.

Ich muss etwas sehen, um es zu lernen, weil das, was du sagst, sich vor meinen Augen einfach in Luft auflöst. Die Wörter verpuffen, bevor ich die Gelegenheit habe, ihre Bedeutung zu erfassen. Anweisungen und Informationen, die mir visuell angeboten werden, kann ich mir hingegen so lange ansehen, wie ich dafür brauche, sie zu verstehen. Ich kann sie auch später noch einmal betrachten, weil sie immer noch da sind.

Eine meiner Lieblingsfiguren ist die couragierte Eliza Doolittle aus My Fair Lady, ein wandelndes, atmendes Sprachexperiment. Sie ist sehr erfinderisch, wenn es darum geht, sich Gehör zu verschaffen, was sich insbesondere in dem Song „Show Me“ ausdrückt, wenn sie ihren Liebhaber ermahnt, endlich aufzuhören mit dem Gequassel: „Words, words, words! I'm so sick of words!“[18] Und dann sagt sie: „Don't waste my time, show me!“[19]

---

18 „Wörter, Wörter, Wörter! Ich habe genug von Wörtern/Ich habe die ganzen Wörter satt!“ (Anm. d. Übers.)

19 „Verschwende nicht meine Zeit, zeig es mir!“ (Anm. der Übers.)

Viele autistische Kinder würden jubeln, wenn sie Elizas Worte hörten.

> ***Die Fähigkeit zu kommunizieren, Botschaften zu empfangen, sich mitzuteilen und Gehör zu finden, ist für eine gesunde Entwicklung Ihres Kindes wie auch aller Menschen fundamental.***

Die Verwendung von visuellen Hinweisreizen ist nichts Neues, sie zählen nicht zu den ‚besonderen Hilfsmitteln'. Wenn Sie einen Kalender oder Planer (elektronisch oder gedruckt) benutzen oder eine To-do-Liste auf dem Schreibtisch oder an der Wand haben, dann benutzen Sie ein Werkzeug zur visuellen Unterstützung. All die Apps, Mindmaps, Listen, Spiegel, Videos, Kameras und Uhren, die wir tagtäglich benutzen, sind visuelle Hilfsmittel. Gebärdensprache (man sagt auch ‚mit den Händen sprechen') ist eine hochentwickelte Form der visuellen Kommunikation, die auch Gesichtsausdruck und Körpersprache umfasst, ähnlich wie Intonation und Lautstärke die gesprochene Sprache bereichern.

Ein (Wind-)Semaphor (eine Einrichtung zur optischen Übermittlung von Wetterinformationen an Schiffe) benutzt zur Kommunikation über weite Entfernungen hinweg Flaggensignale anstelle von Wörtern und Buchstaben. Oder sehen Sie sich einmal ein Baseballspiel an. Am Rand des Spielfelds steht der Coach, reibt seinen Unterarm, fasst an seinen Gürtel und schlägt sich auf die Brust. Er will nicht für einen Film von Jane Goodall vorsprechen. Er will lediglich einem Spieler auf dem Feld vermitteln, was er in der entsprechenden Spielsituation tun soll. Diese Art der Kommunikation kommt ohne Worte aus, ist aber dennoch effektiv.

Möglicherweise haben Ihr Kind oder Ihre Schüler*innen einen großen Bedarf an visuellen Hinweisreizen. Viele autistische Menschen denken in Bildern, nicht in Wörtern. Ihre Muttersprache ist bildlich, nicht verbal. Auch wenn ein Kind nur wenige Möglichkeiten haben mag, sich mittels gesprochener Sprache auszudrücken, sollten wir nicht so überheblich oder auch nur so naiv sein, davon auszugehen, es hätte keine Gedanken, Wünsche, Ansichten, Ideen oder Überzeugungen und nichts zu sagen. Ein Baum fällt um. Ist das geräuschlos, nur weil keiner in der Nähe ist, der es hört? Unsinn. Ihr Kind oder Ihre Schüler*innen übersetzen möglicherweise das, was sie im Alltag erleben, in Bilder, die sich ihnen einprägen. Wenn wir davon ausgehen, dann hat diese Sprache genauso ihre Berechtigung wie die Ihre, und es ist die, die auch Sie erlernen müssen, wenn Sie Ihr Kind wirklich erreichen und es darin unterstützen wollen, gut zurechtzukommen.

Dr. Temple Grandin trug mit ihrem 1996 erschienenen Buch *Thinking in Pictures* (In Bildern denken) dazu bei, die weltweite Wahrnehmung visueller Orientierung zu schärfen. Es beginnt so:

> *„Ich denke in Bildern. Wörter sind für mich wie eine Zweitsprache. Ich übersetze sowohl gesprochene wie geschriebene Sprache in Farbfilme mit Ton, die ich wie eine Videokassette in meinem Kopf abspiele. Wenn jemand etwas zu mir sagt, übersetze ich seine Worte unmittelbar in Bilder. Sprachorientierte Denker haben Schwierigkeiten, dieses Phänomen zu verstehen."*[20]

In Kapitel 5 ging es schon darum, dass die Fähigkeit zu kommunizieren, Botschaften zu empfangen, sich mitzuteilen und Gehör zu finden, für eine gesunde Entwicklung Ihres Kindes wie auch aller Menschen fundamental ist. Wenn ein visuell orientiertes Kind nicht die Möglichkeit hat, sich auf eine Weise mitzuteilen, in der es verstanden wird, weil es in eine sprachlich orientierte Welt ‚gepfercht' wird (was etwa der Quadratur des Kreises entspricht), dann kann es sich nur überhört, geschlagen, überwältigt und ausgemustert fühlen. Was bleibt ihm dann außer dem Rückzug?

Ein visueller Zeitplan oder eine andere visuelle Strategie, die Ihrem Kind hilft, seinen Schultag oder den Alltag zu Hause zu meistern, sind die Werkzeuge der Wahl, die vonseiten der Schule empfohlen werden oder auf die Sie selbst bei Ihren Recherchen stoßen. Warum? Weil:

- Sie schaffen eine für autistische Kinder wichtige Struktur und Vorhersehbarkeit. Wenn das Kind weiß, was als Nächstes geschieht, kann es sich auf die momentane Aufgabe oder Aktivität konzentrieren ohne die Angst oder Sorge, was als nächstes kommen wird und wann.
- Sie dienen als Orientierungspunkte und sind eine zuverlässige Informationsquelle, die das Kind in die Lage versetzen, auf einen logischen Ablauf der Ereignisse zu vertrauen und sich dabei sicher zu fühlen.
- Bei weniger angenehmen Aufgaben unterstützen sie die Strategie ‚erst das eine, dann das andere'. „Zuerst löst du acht Rechenaufgaben, dann kannst

20 Unautorisierte Übersetzung ins Deutsche (Anm. d. Übers.).

du fünf Minuten lang machen, was du möchtest." Das fördert die Motivation und verhindert ein Vermeidungs- oder Aufschiebeverhalten.
- Sie erweitern seine Möglichkeiten, Aufgaben autonom zu erledigen und selbstständig zwischen Aktivitäten zu wechseln.
- Sie können dazu beitragen, die für Autismus oft typische Rigidität des Denkens und die mangelnde Flexibilität zu reduzieren.
- Wenn die Zuversicht eines Kindes, selbstständig handeln zu können, wächst, dann können Sie kleine Überraschungen ins normale Programm einbauen, eine Abwechslung von der Routine, vielleicht ein Fragezeichen, das signalisiert, hier versteckt sich etwas Neues.
- Sie können Elemente zur Förderung der sozialen Kompetenzen enthalten. Auf dem Plan kann z. B. stehen „Spiel (oder lese) fünf Minuten lang zusammen mit einem Mitschüler", oder „Sage oder winke drei Leuten ‚auf Wiedersehen'".

All das fördert und festigt die Fähigkeit Ihres Kindes oder Ihrer Schüler*innen, die Erwartungen anderer Menschen zu verstehen und Wege zu finden, ihnen gerecht zu werden. (Wenn man davon ausgeht, dass diese Erwartungen berechtigt sind und dass das Kind sie in seinem gegenwärtigen Entwicklungsstadium erfüllen kann.)

••••••••••••••••••••

Genau wie Kalender sehen visuelle Zeitpläne nicht alle gleich aus. Ihre Gemeinsamkeit besteht darin, dass sie eine Folge abbilden. Darüber hinaus gibt es etliche Varianten hinsichtlich der Größe, des Layouts, des Umfangs und der Möglichkeit, sie immer dabei zu haben. Als Bryce in den Vorschulkindergarten kam, haben wir zum ersten Mal einen visuellen Zeitplan verwendet. Damals gab es noch nicht den Komfort und die Flexibilität, die uns elektronische Mobilgeräte und Apps ermöglichen.

Wir verwendeten ein einfaches Liniensystem, um die aufeinanderfolgenden Aktivitäten im Tagesablauf darzustellen: aufstehen, frühstücken, anziehen, Zähne putzen, zum Bus gehen. Nachdem wir ihm den Plan erklärt und ihm beigebracht hatten, wie er ihn benutzen konnte, übten wir ein paar Tage mit ihm zusammen, bis Bryce jede Aufgabe selbstständig bewältigen konnte. Er schien sich nur nie für die enthaltenen Bilder zu interessieren oder sie ergänzen zu wollen. Ein Jahr später haben wir entdeckt, dass Bryce mit Kunst nichts anfangen konnte. Strichmännchen hatten keine Bedeutung für ihn, Fantasiebilder oder abstrakte Illustrationen lehnte er ab. Was er mochte, waren

Fotos, auf denen die Realität abgebildet ist. Als ich ihm dann Geschichten oder Lehrmaterial mit Fotos zeigte, reagierte er enthusiastisch.

Ob es um die Präsentation auf einem elektronischen Gerät, auf Papier oder einem anderen Medium geht, als Erstes müssen Sie herausfinden, wie Ihr Kind oder Ihre Schüler*innen das, was ihnen dargeboten wird, aufnehmen können. Mit anderen Worten, es ist entscheidend, dass man weiß, auf welche visuelle Darstellung das Kind reagiert. Bryce brauchte Fotos, bei einem anderen Kind sind es vielleicht Strichmännchen, Bleistiftzeichnungen oder farbenfrohe Bilder.

Eher konkret denkende Kinder müssen vielleicht mit gegenständlichen Darstellungen beginnen. Wenn das Kind dann älter wird und sein Kommunikationsvermögen besser entwickelt ist, sind es vielleicht Wörter in Kombination mit Bildern, und irgendwann dann nur noch Wörter. (Wie etwa eine To-do-Liste.) Deswegen ist es von entscheidender Bedeutung, die Veränderungen des Kindes im Laufe seiner Entwicklung im Auge zu behalten. Nur so kann man die jeweils zur Entwicklungsstufe passenden visuellen Hilfsmittel auswählen. Andernfalls sind sie nicht mehr von Nutzen und das Kind wäre vielleicht sogar Spott ausgesetzt oder würde sich ausgegrenzt fühlen. Berücksichtigen Sie auch, wie Ihr Kind Anweisungen liest. Gehen Sie nicht automatisch davon aus, dass es von links nach rechts liest. Vielleicht liest es von oben nach unten. Eine ergotherapeutische Fachkraft kann Ihnen helfen, das herauszufinden. Wie viele Spalten oder Zeilen sollte ein Stundenplan oder eine Seite haben? Machen Sie es nicht zu kompliziert. Fangen Sie mit zwei oder drei an und erweitern das allmählich.

Visuelle Strategien verlieren nicht an Bedeutung, wenn Ihr Kind zunehmend selbstständiger wird. Sie sind Werkzeuge fürs ganze Leben und helfen bei Organisation, Zeitmanagement, Flexibilität, Eigeninitiative und der Entwicklung von Fähigkeiten, die für ein selbsterfülltes Leben notwendig sind. Hin und wieder werde ich freundlich darauf hingewiesen, dass ein visueller Zeitplan mehr ist als ein Blatt mit Strichmännchen, wie wir es für die Vorbereitung von Bryce auf die Vorschule verwendet haben. Ja, mit der Zeit mag der Anspruch an das Layout und die Komplexität steigen, aber das ist weniger wichtig als die Tatsache, dass ein visueller Zeitplan weiterhin unabdingbar ist, Stabilität bietet und Stress mindert. Deshalb haben Kalenderdruckereien und App-Designer genug zu tun. Zuweilen höre ich, dass jemand sagt, visuelle Werkzeuge für autistische Kinder seien eine ‚Krücke', was, entschuldigen

Sie bitte, sich für mich so anhört wie ein Kurzwort für: „Es lohnt sich für mich nicht, so etwas anzubieten." Ich habe dieses Meme im Internet gepostet und ein autistischer Erwachsener reagierte sofort mit den Worten: „Krücken sind unverzichtbare Hilfsmittel um die Mobilität zu erhalten, wenn man sich ansonsten nicht von der Stelle bewegen könnte."

In den ersten Wochen in der Mittelschule, in einem neuen Gebäude mit neuen Lehrkräften und unzähligen neuen Gesichtern, stand Bryce vor einer gewaltigen Herausforderung. ‚Lernen in der freien Natur' war bei uns ein beliebtes schulisches Angebot, bei dem Schüler*innen der sechsten Klasse eine Woche ein Freizeitlager in der näheren Umgebung besuchten, um das lokale Ökosystem kennenzulernen. Das Programm war fantastisch, brachte aber auch viele Fragen auf, für mich wie auch für Bryce. Er war nie mehr als fünf Nächte ohne seine Familie von zu Hause weg gewesen. Er würde von zwei Lehrkräften, die ihn erst knapp sechs Wochen kannten, beaufsichtigt werden. Und alle anderen, die das Freizeitlager betreuten, kannten ihn überhaupt nicht. Er würde mit ungewohnten Abläufen zurechtkommen müssen, mit unvorhersehbaren Wetterverhältnissen, mit anderen Kindern, die er nie vorher getroffen hatte, essen und schlafen müssen. Und das Essen wäre vielleicht sogar das Schlimmste: Einfaches Camp Food (Essen aus Dosen und Tüten).

Sowohl die Lehrkräfte in der Schule als auch die Freizeitbetreuer*innen versicherten mir, dass sie, wenn notwendig, auf seine speziellen Bedürfnisse eingehen würden. Aber Bryce wusste nicht recht, ob er gehen sollte, stündlich änderte er seine Meinung. Wir fuhren zum Camp, um es uns anzusehen. Er sagte währenddessen kein Wort. Er sah sich den Speisesaal an und war sich sicher, dass er sich dort sehr unwohl fühlen würde. Aber Moment mal, etwas weckte sein Interesse! An der Wand neben der Tür hing ein übergroßer Stundenplan: 6.45 Uhr Wecken, 7.15 Uhr Flagge hissen, 7.30 Uhr Frühstück, 10.30 Uhr Beobachtungen in der Natur, 11.15 Uhr Mittagessen usw. bis 18.30 Uhr Lagerfeuer. Der ganze Tag war in machbare Abschnitte aufgeteilt.

„Könnte ich eine Kopie davon bekommen?" fragte er.

Die Angestellten machen ihm bereitwillig einen handtellergroßen Stundenplan, der an einem Bändchen befestigt war. Der Küchenchef gab uns eine Speisekarte mit allen Mahlzeiten, damit Bryce vorher festlegen konnte, ob er die angebotenen Gerichte essen oder darum bitten würde, etwas von dem zu bekommen, was ich ihm mitgeben würde.

Bryce' Lehrer berichtete, dass er sich, gewappnet mit seinen zwei Zeitplänen, die er häufig konsultierte, ohne Probleme eingefügt hatte. Die visuellen Pläne vermittelten ihm Vorhersehbarkeit und eine konkrete Abfolge, wodurch er in der exotischen, Angst einflößenden Situation nicht nur zurechtkam, sondern sogar Gefallen daran fand. Bryce organisierte und leitete den von seiner Wohngruppe aufgeführten Sketch, eine Parodie des morgendlichen Kontrollgangs. Beim Abschlusslagerfeuer rührte er seinen Lehrer zu Tränen, als er darüber sprach, wie unsicher er sich bei seiner Ankunft gefühlt hätte, während der Woche jedoch neue Freundschaften schließen konnte. Er trug die ganze Woche dasselbe Paar Socken, die anderen fünf Paar ließ er einfach in seiner Tasche. Er erlebte das Camp genauso wie die anderen Kinder. Im Verlauf des Jahres erzählte er jedem, der danach fragte, dass es das Beste war, was er in der sechsten Klasse gemacht hatte.

Wenn Unterricht Erfolg haben soll, dann muss das Kind Gehör finden und viele autistische Kinder hören besser, wenn sie dabei visuell unterstützt werden. Führen Sie sich auch vor Augen, dass das, was zwischen den Wörtern und dem Bild geschieht, Übersetzung und Unterricht ist. Nur weil ein Kind visuell orientiert ist, heißt das nicht, dass es automatisch weiß, wie es ein visuelles Hilfsmittel benutzen kann, wenn Sie es ihm lediglich zeigen. Sie müssen ihm beibringen, wie, wann und warum es einzusetzen ist. Dabei müssen Sie vielleicht langsamer sprechen, als Sie es gewohnt sind, damit Ihr Kind die Informationen verarbeiten kann. Geben Sie ihm die Zeit, die es für seine Antwort braucht, aber wiederholen Sie nicht ständig dieselben Anweisungen, wenn Sie nicht zu Ihrem Kind durchdringen können. „Sag nicht so oft, dass du gut küsst!" schimpft Eliza Doolittle. „Wenn dem so ist, tu's doch!" Sie sollen nicht erklären, Sie sollen vorleben.

Wenn Sie sehen, dass Ihr Kind mit Hilfe der visuellen Hilfsmittel Erfolge erzielt, sind Sie wahrscheinlich erleichtert und zufrieden und denken: „Ich weiß nicht, was wir ohne sie machen sollten." Aber damit Sie nicht herausfinden müssen, was sie ohne sie machen sollten, brauchen Sie einen Plan B. Sie benötigen Hilfsmittel für den Notfall, weil elektronische Geräte störungsanfällig sind, auf geheimnisvolle Weise Dateien verschwinden, der Akku gerade dann leer ist, wenn man das Ding am nötigsten braucht, sie in der Waschmaschine landen, in die Badewanne oder Toilette fallen. Hilfsmittel, die ohne Elektronik auskommen, können auch beschädigt werden oder verloren gehen. Deshalb ist ein Plan B, den man für den Fall, dass etwas ausfällt, zur Hand hat, genauso wichtig wie die Standardwerkzeuge. Ich selbst bin in dieser Hinsicht auch vorsichtig und verwende sowohl elektronische als auch Papierkalender. Unterwegs beim Lernen in der freien Natur und es regnet in Strömen? Dann sind Tablets oder andere elektronische Geräte keine gute Idee. Oder ich suche das verflixte Smartphone mal wieder im ganzen Haus. Und ich muss unbedingt nachsehen, wann mein Termin ist ... So etwas passiert immer mal wieder und dann bin ich froh, wenn ich mich mit den Papierkalendern abgesichert habe.

Für viele autistische Kinder sind visuelle Lernhilfen sinnvoll, wenn sie das gesprochene oder geschriebene Wort nicht verstehen. Sehen Sie (verstehen Sie, wie ich das meine?) es so: Bilder sind ein unschlagbares Mittel, um die Welt Ihres Kindes zu organisieren und zu erklären, reduzieren seinen Stress, geben ihm auf begreifliche Weise Halt und zeigen ihm Grenzen auf. Nehmen Sie seine Perspektive ein und unterrichten Sie es auf eine Art und Weise, die es versteht. Dann wird das Leben weniger Kampf sein und Ihr Kind muss weniger Krieger sein. Es kommt, es sieht, und es siegt.

7. Kapitel

Konzentriere dich auf meine Stärken, nicht auf meine Schwächen Bau auf dem auf, was ich kann

Ich kann nicht lernen, wenn mir immer vermittelt wird, dass ich nicht gut genug bin und dass ich ‚repariert' werden muss. Ich will nichts Neues ausprobieren, wenn ich davon ausgehen muss, dass du nur immer sagst, ich mache alles falsch. Auch wenn du das mit netten Worten sagst. Ich gebe doch mein Bestes!

Such nach meinen Stärken, dann wirst du sie finden. Die meisten Dinge lassen sich auf mehr als eine Art erledigen.

Als mein Bruder 10 Things ... zum ersten Mal gelesen hatte, meinte er: „Kapitel 7 gilt für alle Kinder." Er hat recht, und ich würde so weit gehen zu sagen, es gilt für alle Menschen, nicht nur für Kinder, und nicht nur für solche aus dem Autismus-Spektrum.

Aber viele Familien, Lehrkräfte und Erzieher*innen geraten unwissentlich in einen Sumpf unerfüllter Erwartungen. Wenn wir als Erwachsene unsere persönlichen Ziele jedoch nicht von dem trennen können, was dem Kind guttut, dann wird das Potenzial des Kindes verkümmern.

Die Sportlehrerin Sarah Spella ist ständig damit konfrontiert. „Die Eltern fallen in einen Trauerprozess", sagt sie. „Ihr Kind entwickelt sich nicht so, wie sie es erwartet haben, und diese Haltung wird zu einem großen Handicap für das Kind. Ich treffe viele Eltern, die auf körperliche Fitness und Sport großen Wert legen. Ihre überzogenen Erwartungen in diesem Bereich blockieren das Kind. Dann kann es gar nicht mehr dem entsprechen, was die Eltern von ihm erwarten. Ich arbeite jede Woche mit diesen Kindern, sie interessieren sich keinen Deut für Sport." Sie erklärt, dass die Kinder viele Fähigkeiten haben, die auf gleicher Höhe wie die der typisch entwickelten Gleichaltrigen sind, sie jedoch diese Fähigkeiten anders umsetzen. Wenn man aber nicht daran glaube, dass sie zwar anders, aber genauso gut sind, dann mache das alles keinen Sinn.

„Ich kann dem Kind jahrelang sagen, ich weiß, du kannst das. Aber wenn es nicht die volle Unterstützung der Eltern bekommt, dann nützen die 30 Minuten, die ich mit ihm pro Woche zur Verfügung habe, auch nicht viel."

Jeder Mensch ist einzigartig in seinen Stärken und Schwächen. Wie einmal der Comedian George Carlin festgestellt hat, kann ein Baseballer kein Cello spielen und ein Cellist keinen Ball ins Tor bringen. Ähnlich wie bei uns: Mein Mann kann keine Bücher schreiben und ich kann keine Lüftungsanlagen entwerfen. Das steht aber auch gar nicht zur Diskussion. Wir sind damit zufrieden, dass wir mit unseren unterschiedlichen Talenten einen konstruktiven Beitrag zur Gesellschaft leisten.

Ich habe genug traurige E-Mails und Geschichten gelesen, in denen Eltern sich über all das beklagen, was ihre Kinder nicht können. Doch diese Geschichten könnten einen guten Ausgang finden. „Vier Generationen der Andersons haben Geige gespielt, und ich kann ihn noch nicht einmal dazu bringen, das Instrument anzugucken." Jetzt mal im Ernst. Gibt es ein Musikinstrument, das die Sinne mehr fordert als eine Geige? Stellen Sie sich den kreischenden Ton vor, den ein Anfänger hervorbringt, die Saiten, die in zarte Finger schneiden und das Gefühl, dass ein seltsam geformter vibrierender Kasten unter dem schwitzenden Kinn klemmt, während beide Arme in einer unnatürlichen Haltung abstehen. Erst musste jemand von außerhalb der Familie kommen, um festzustellen, dass das Kind, das zwar keinen Gefallen an der Geige fand, eine Naturbegabung beim Golf war – und dies mit leichtem und perfektem Schwung. Ich hoffe, dass die Familie, von der ich spreche, das zum Anlass nahm, nicht nur etwas Neues von ihrem Kind zu lernen, sondern auch sein Talent zu würdigen.

Eine andere Familie, passionierte Skifahrer, akzeptierten schweren Herzens, dass dem Kind wegen seiner vestibulären Probleme Skilaufen und Snowboarden ein Gräuel war. Als sie im Sommer am Strand waren, bemerkte die Mutter jedoch, dass ihr Sohn Stunden damit zubringen konnte, Sandhaufen herumzuschieben. Er begutachtete sie von jedem Winkel aus und nahm Änderungen vor. Im Winter kaufte sie ihm ein Set mit Ziegelformen aus Plastik, und er baute fleißig Iglus, Burgen und Schlösser. Durch die Fokussierung auf die Stärken ihres Sohnes statt auf seine Schwächen konnte die Familie dann doch noch zusammen einen Tag in den Bergen verbringen. Dabei wechselten sich die Familienmitglieder ab, mal war es ‚Andy-Zeit', in der man mit Schneeburgen bauen beschäftigt war, mal ging man Skifahren. Mit der Zeit war Andy mit Schnee so vertraut, dass er leichtes Snowtubing und das Laufen mit Schneeschuhen ausprobieren konnte.

Die Fähigkeit, sich auf die Stärken des Kindes, statt auf seine Schwächen zu konzentrieren und auf diesen aufzubauen, legt den Grundstein für seine Perspektiven im Leben. In einem früheren Kapitel ging es darum, die herausfordernden Verhaltensweisen Ihres Kindes in einem positiven Licht zu sehen. Das will ich noch einmal aufgreifen. Ist das Kind ‚abweisend' oder will es ‚selbstständig' arbeiten? Ist es ‚leichtsinnig' oder ‚abenteuerlustig und bereit, neue Erfahrungen zu machen'? Ist es ‚zwanghaft ordentlich' oder ‚ein hervorragendes Organisationstalent'? ‚Quält es sie mit ständiger Fragerei', oder ‚zeigt es Neugier für die Außenwelt und Durchhaltevermögen und Hartnäckigkeit'? Im weiteren Verlauf des Kapitels werden wir ausführlicher darüber sprechen, wie die Haltung, die Sie zu Ihrem Kind und seinen Fähigkeiten einnehmen, einen direkten Einfluss auf seine Möglichkeiten nimmt, sich zu einem autonomen Erwachsenen zu entwickeln. Vorerst frage ich Sie:

> *Die Fähigkeit, sich auf die Stärken des Kindes, statt auf seine Schwächen zu konzentrieren und auf diesen aufzubauen, legt den Grundstein für seine Perspektiven im Leben.*

Sind Sie dazu in der Lage? Können Sie die Perspektive wechseln und auf den positiven Seiten Ihres Kindes aufbauen?

Wollen Sie das tun?

Mein Vater schwärmte: „Bryce ist das glücklichste Baby, dass ich je gesehen habe", und fügte hinzu „und ich habe eine Menge Babys gesehen." Ich konnte dem nur zustimmen. Bryce war ein süßes und friedfertiges Kleinkind und ich nahm ihn überall mit hin.

Als er zwei war, meldeten wir ihn für zwei Vormittage die Woche im Vorschulkindergarten an. Der erste Monat, September, war noch nicht vorbei, als die Lehrerin mir sagte, dass Bryce für sich allein in einer Ecke spiele, dass sein Sprachvermögen unterentwickelt sei, dass er bei Tischaktivitäten nicht mitmachen wolle, und dass er andere Kinder stoßen und schlagen würde.

Ich konnte das kaum glauben, weil es doch so gar nicht seinem Wesen entsprach. Beim Elternabend im Frühjahr hatte sich nichts geändert. „Bryce spielt meistens mit sich selbst", hieß es in dem schriftlichen Bericht. „Er ist ruhig und beobachtet andere Kinder. Er kann Anweisungen kaum befolgen. Bryce lehnt Malen, Basteln oder andere Tischaktivitäten ab. Er spricht Wörter, aber wir können ihn kaum verstehen. Er ahmt andere Kinder nach. Bryce hat nur eine kurze Aufmerksamkeitsspanne. Beim Gruppenunterricht beteiligt er sich nicht."

> *Ach du je, habe ich gedacht. Das ist aber eine ganze Latte, was er nicht kann. Er ist zwei.*

……………………

Bis ins nächste Jahr ging es weiter mit dem ‚kann nicht/macht nicht'. Bei den Elternabenden im November unterbrach ich die Lehrerin höflich, um zu fragen, ob wir den Fokus nicht neu ausrichten und uns auf das konzentrieren könnten, was Bryce konnte und tat. Nachdem ich das angeregt hatte, hieß es, dass er sich längere Zeit mit sich selbst beschäftige, Gefallen an Bewegungsspielen, drinnen wie draußen, zeige, gerne mit Sand spiele und ein Nachahmungstalent hätte. Wir folgerten daraus, dass es seine verzögerte Sprachentwicklung war, die seine Eingliederung in die Gemeinschaft massiv behinderte. Ich dachte, da kann man doch etwas machen, und wir kamen auf die Sprachtherapie. Bald nach Beginn der Therapie konnte er im Kindergarten verständliche 3-Wort-Sätze bilden.

Dennoch veränderte sich durch die Neuausrichtung auf seine Stärken und die professionelle Hilfe nicht das Gesamtbild. Ich las den Bericht vom Winter, der jetzt schon keine Überraschung mehr war: „Er will mit anderen Kindern interagieren, weiß aber nicht wie, spielt mit sich allein, kann in einer Gruppensituation kaum zuhören." Ich musste mir endlich Klarheit verschaffen. Ich bat um ein Treffen mit den Lehrern und Lehrerinnen und der Schulleiterin. Nachdem nur wieder dieselben Schwächen aufs Tapet kamen, entspann sich eine bissige Diskussion und ich fragte die Lehrerin rundheraus, ob sie Bryce vielleicht nicht leiden könne. Sie reagierte wie vom Blitz getroffen. Ich fühlte mich sofort ziemlich schäbig und fragte mich, ob ich das Treffen jetzt sabotiert hätte. „Nein, das ist eine berechtigte Frage", sagte die

Schulleiterin. „Sie mussten das fragen." Die Antwort war, dass Bryce' Lehrer und Lehrerinnen ihn mochten, aber dass die Möglichkeiten der Schule nicht ausreichten, um seinen Bedürfnissen gerecht zu werden. Das Treffen endete mit der Entscheidung der Schulleiterin, ihn bei der Frühförderungsstelle anzumelden.

„Was ist das?" fragte ich, ich hatte noch nie von ‚Frühförderung' gehört. Was würde da passieren?

„Da arbeiten Menschen, die Ihnen helfen werden", sagte sie. Und tatsächlich sind die Lehrkräfte und Therapeut*innen für Frühförderung hervorragend, wenn es darum geht, Potenziale auszuschöpfen. Sie sagten mir wiederholt, wie ‚souverän' Bryce sei (und warum), was er aus ihrer Sicht alles erreichen könnte und präsentierten mir ein Konzept dafür. Sie konzentrierten sich auf seine Stärken, auf die Vermittlung von Strategien und die Gestaltung einer Umgebung, in der er sich wohlfühlen und mit seinen Herausforderungen besser umgehen könnte. Davon waren wir sehr angetan, auch Bryce.

> *Mit am wichtigsten ist es für Sie als Mutter oder Vater, Ihrer inneren Stimme zu folgen, die Ihnen sagt, was für Ihr Kind richtig ist.*

In den ersten Büchern, die ich über Autismus gelesen hatte, war ein ganz anderes Bild vermittelt worden. Eines, das geprägt war von düsteren Aussichten. Das Kind würde nicht in der Lage sein, Beziehungen zu knüpfen, würde nicht heiraten, würde keiner Arbeit nachgehen können, würde das Rechtssystem, das Bankensystem oder den Busverkehr nie voll verstehen. Das stand da schwarz auf weiß, und nicht nur das. Weitere Defizite wurden genannt, und zwar von Leuten, die eigentlich mehr hätten wissen sollen als ich. Ich muss das akzeptieren, sagte ich mir. Und doch war da eine leise Stimme in mir, tief zwischen den grauen Zellen und dem Herz, die sich Gehör verschaffen wollte. *Glaub das nicht. Es ist nicht wahr, wenn du es nicht wahr werden lässt.* Ich hatte gerade angefangen, mich mit dem Thema zu beschäftigen, und schon war ich völlig fertig, weil Pessimist*innen im Chor verkündeten, dass autistische Kinder nichts können. Ich hatte nichts zu verlieren und konnte nur gewinnen, wenn ich den ursprünglichen Rat, den ich von unserer Kinderärztin bekommen hatte, befolgte: „Vertrauen Sie auf Ihr Gefühl. Sie wissen mehr, als Sie vermuten." Bryce hatte mit 20 zwar noch nicht geheiratet, aber davon abgesehen hatte er alle oben genannten Hürden genommen.

Mit am wichtigsten ist es für Sie als Mutter oder Vater, Ihrer inneren Stimme zu folgen, die Ihnen sagt, was für Ihr Kind richtig ist. Sie müssen lernen, Ihre Sicht zu verändern, ‚kann ich nicht' und ‚will/mache ich nicht' zu unterscheiden. Das sollte aus Ihrem Herzen kommen, aber auch Ihr Verstand muss es Ihnen sagen. Dazu müssen Sie Ihre Gefühle und Ihre Intuition gleichermaßen ernst nehmen, also das, was sie ‚wissen' oder ‚ahnen'. Sie sollten ‚evidenzbasiertes' und ‚Erprobtes' (best practices) kritisch unter die Lupe nehmen und mit dem vergleichen, was das Kind, das Sie in Ihren Armen halten und jeden Tag sehen, Ihnen zeigt. Niemand liebt Ihr Kind so wie Sie und niemand sonst hat ein vergleichbares Interesse an seiner Zukunft. Gängige Therapieangebote und aktuelle Ansätze mögen ihre Berechtigung haben und für viele Kinder nützlich sein, aber vielleicht nicht für Ihr Kind. In den frühen 1990er-Jahren fand ein Ansatz besondere Aufmerksamkeit. Ich las darüber, es gefiel mir nicht, und ich war mir zu 200 % sicher, dass das bei Bryce nicht wirken würde. Nie vergesse ich einen Elternabend, an dem ich den ganzen Vertretern der ‚unbegrenzten Möglichkeiten' in puncto Frühförderung sagte: „So funktioniert das nicht bei meinem Kind! So nicht! Sonst bringe ich Sie um!" Naja, ich hatte Glück, und sie waren zu dem Zeitpunkt schon meiner Meinung. (Die Lehrerin erzählte mir später, dass sie gerne aufgestanden wäre und applaudiert hätte.) Mit den meisten dieser Fachleute stehe ich immer noch in Kontakt, sie sind mir liebe Freunde geworden, aber dieses Gespräch haben sie nie vergessen.

Ich vermute, dass Sie den letzten Abschnitt als Provokation aufgefasst haben. Seit der ersten Auflage von *Ten Things* wird mir regelmäßig die Frage gestellt, manchmal auf unfreundliche Art, ob ich den Ansatz, mit dem ich so gar nicht einverstanden war, nicht einmal erklären könnte. Meine Antwort ist immer dieselbe. Ich werde Ihnen nicht sagen, was es war, denn wenn Sie mir diese Frage stellen, dann haben Sie nicht verstanden, worum es mir geht. Das, was Sie aus meiner Geschichte mitnehmen sollen, ist, dass Sie sich selbst darum kümmern müssen, Fördermöglichkeiten für Ihr Kind zu finden und auch nur die in Anspruch nehmen, die auf Ihr Kind zugeschnitten sind.

Meine Haltung, mich auf die Stärken von Bryce zu konzentrieren, rührte daher, dass ich anfangs nur mit seinen Unzulänglichkeiten konfrontiert war. Das heißt aber nicht, dass die mich nicht geängstigt hätten. Natürlich war ich verunsichert. Es brachte mich an meine Grenzen, ich machte mich verrückt, aber es weckte mich auch auf und ich sagte mir: *Ach so? Das werden wir sehen.*

Wenn Sie nicht gewohnt sind, ständig zu überlegen, was ihr Kind ‚tun kann', wie fangen Sie dann an? Der erste Schritt ist die Akzeptanz, dass ein Umdenken notwendig ist, und das braucht Zeit und Übung. Dann müssen Sie herausfinden, was für ein Lerntyp Ihr Kind ist.

•••••••••••••••••••••

„Fragen Sie nicht, wie ist mein Kind, sondern wie klug ist es auf seine Weise", rät David Sousa, Autor von *How the Brain Learns.* Typisch entwickelte Kinder lernen auf vielfältige Weise. Autistische Kinder sind in der Regel auf einen Lerntyp festgelegt, der andere Lerntypen ausschließt. Ich stelle Ihnen jetzt einige Lernstile vor.

- **‚Sequenziell Lernende'** profitieren von Schritt-für-Schritt Anweisungen, können oft sehr gut auswendig lernen, werden manchmal als Ordnungsfanatiker bezeichnet (ein leicht abwertender Begriff, der aus dem Sprachgebrauch verschwinden sollte), weil sie eine visuell überschaubare Organisation lieben.
- **‚Gestalt-' oder ‚Global Lernende'** nehmen dagegen Informationen im Paket auf. Zuerst sehen sie das große Ganze, dann zerlegen sie dieses Bild in Details.
- **‚Natürlich Lernende'** lernen am besten in der natürlichen (realen) Umgebung. Sie interagieren gerne mit Tieren und ihrer natürlichen Umgebung und haben oft ein ungewöhnliches Talent, Informationen zu sortieren, zu kategorisieren, zu organisieren und aufzubewahren.
- **‚Kinästhetisch Lernende'** lernen durch praktische Erfahrungen, ‚Learning by Doing' ist ihr Motto. Sie versuchen, die Welt durch Bewegung zu erkunden. Sie klettern, laufen, tanzen, agieren, haben Gefallen an Werkzeugen und Handwerk.
- **‚Visuell-räumlich Lernende'** sind kleine Ingenieur*innen oder Schachspieler*innen. Sie planen und/oder bauen und zeichnen gerne Dinge, die sie sich im Geist vorstellen, und können gut mit Karten, Puzzles, Tabellen und Grafiken umgehen. Das Verständnis für physikalische oder geometrische Konzepte scheint ihnen angeboren. Beim Buchstabieren oder Auswendiglernen haben sie aber möglicherweise Schwierigkeiten.
- **‚Auditiv Lernende'** (**‚musical learners'**) nehmen das, was sie hören, besonders gut auf (Rhythmen, Reime, Klopfgeräusche). Sie können sich Melodien merken und komponieren ihre eigenen als Gedächtnisstütze. Viele autistische Kinder, die auf Geräusche hypersensibel reagieren und deren Sprachentwicklung verzögert ist, haben häufig einen auditiven Lernstil.

Wenn Sie verstehen, wie Ihr Kind oder Ihre Schüler*innen Informationen verarbeiten, dann sind dem Lernen Tür und Tor geöffnet. Sie werden in der Lage sein, Ihr Kind dabei zu unterstützen, bei schulischen und außerschulischen Aktivitäten Erfolge zu erzielen. Das wiederum verhilft ihm zu dem Selbstvertrauen, das es braucht, um neue Herausforderungen zu meistern. Sie werden die Dinge flexibler und engagierter angehen können, was sich auch in der wachsenden Begeisterung Ihres Kindes fürs Lernen widerspiegelt, weil es einen Sinn im Lernen sehen kann.

Dabei müssen Sie die Vorstellung von üblichen oder alterstypischen Entwicklungsstufen, von denen Sie vielleicht in Büchern lesen oder in Arztpraxen hören, ad acta legen. Für Ihr Kind hat vieles davon keine Bedeutung. Am Anfang meiner ‚Reise' habe ich gelernt, dass Autismus mit einer Entwicklung einhergeht, die keinen Gesetzen folgt. Einer von Bryce' ersten Freunden war ein vierjähriges Meereskunde-Genie, das mit seinem Wissen über Korallenhabitate und Biolumineszenz fast jede*n in den Schatten stellte. Seine Mutter sagte mir, dass sie sein Wissen gerne gegen ein paar Momente Miteinander und einem Lächeln wie das von Bryce eintauschen würde. Letztlich bekam sie beides, weil sie sich weiterbildete und sich für ihren Sohn einsetzen konnte.

Bryce hat in der Tat ein bezauberndes Lächeln, aber seine Entwicklung lief in vielerlei Hinsicht nicht in den üblichen Phasen ab. Bis er vier war konnte er noch nicht angemessen sprechen und bis zur vierten Klasse noch nicht zuverlässig lesen. Er liebte Schwimmbecken, klammerte sich aber an den Rand, eine Muschel mit blondem Haar, die sich auf einen Felsen festgesetzt hat. Bis zum Alter von acht Jahren weigerte er sich beharrlich, am Schwimmunterricht teilzunehmen. Als dann jedoch der passende Lehrer und das passende Schwimmbecken gefunden worden waren, durchlief er alle sechs Stufen des Schwimmunterrichts in wenigen Monaten. Seine Lehrer*innen sagten uns, dass die meisten Kinder irgendwann, manchmal monatelang, auf einer Stufe stehenbleiben, bevor sie weiterkommen. Wie auch bei der Sprachentwicklung lernte Bryce das Schwimmen ganzheitlich, als ‚global' Lernender – in großen, wenn auch verzögerten Schritten, anstatt in den üblichen kleinen.

Jetzt noch ein Wort zu unseren Verantwortlichkeiten und Schwachstellen als Eltern, Familienmitgliedern und Lehrkräften mit dem Blick auf das, was man kann oder nicht kann. Einer der erschütterndsten Internet-Posts, die ich je gelesen habe, erschien auf einer Seite, in der lebhaft über *Ten Things* diskutiert wurde. Eine Mutter, die eingestand, ‚sie sei müde und voller Sarkasmus', beendete eine lange ‚Ich-liebe-dich-aber-Botschaft' an ihr Kind mit den Worten: „Ach, und Gott, wenn du mich hörst, ich nehme zurück, dass ich, als sie klein und bezaubernd war und nicht auf mich losging, dummerweise gelobt habe, ich wolle sie nie anders haben als sie ist. Jetzt würde ich sie gerne gegen das Kind eintauschen, das sie einmal sein sollte."

Als ich das las, war mir zum Weinen zumute, aber ich war auch wütend, weil ich ziemlich sicher bin, dass ihr Kind Gott nicht gebeten hat, seine Mutter gegen die einzutauschen, die sie sein sollte. Ich weinte darum, dass diese Mutter das Zauberhafte in ihrem Kind nicht sehen kann, um die Chancen und Erfolge, die in einem Meer der Bitterkeit versinken. Und ich bin wütend über die aussichtslose Lage, in die sie ihr Kind versetzt hat, über die Ungerechtigkeit, Autismus auch für die Dinge verantwortlich zu machen, die man auch bei typisch entwickelten Kindern erlebt: „Füttere den Hund nicht mit Mandeln und Grillfleisch. Ich will nicht noch mehr Sauerei."

Diese Mutter war zwar restlos erschöpft, was ich nachvollziehen konnte, und ihr Beitrag verriet eine bittere Ironie, aber dennoch meinte ich einen Schimmer Hoffnung zu erkennen, eine Kraft, die das Steuer herumreißen könnte. Sie machte sich Sorgen um die Zukunft ihres Kindes, wenn es erwachsen wäre, und wollte die Auswirkungen des Autismus ihrer Tochter auf die Geschwister in Grenzen halten. Sie ging mit ihrem Kind zur Ergotherapie und Logopädie (auch wenn sie das als ‚Qual' bezeichnete). Sie wog das Für und Wider von Medikamenten ab. Ihre scharfen Worte ließen mich zwar zusammenzucken, aber ich kann hoffen, dass sie ihren Weg gefunden hat, auf dem aufzubauen, was sie und ihre Tochter ‚können'.

„Ganz gleich, ob Sie denken, Sie können etwas oder Sie können es nicht, Sie haben vermutlich recht." Das sind die Worte von Henry Ford, der Ikone des amerikanischen Industrialismus, ein Mensch, von dem manchmal behauptet wird, er hätte Charakterzüge aus dem Autismus-Spektrum gehabt. Eine eindeutige Diagnose kann man im Nachhinein nicht stellen, aber die Diagnose ist auch weniger wichtig als seine Botschaft: Ihre Einstellung zum Autismus Ihres Kindes ist möglicherweise der entscheidende Faktor, der bestimmt, welche Ziele es in seinem späteren Leben erreicht.

Das, was wir glauben möchten, ist nicht immer verifizierbar, und auch wenn wir zutiefst von etwas überzeugt sind, muss es nicht wahr sein. Ich kann aus tiefstem Herzen glauben, dass ich ohne Hilfe fliegen, mir einen Konzertflügel in meine Nase stecken kann, aber dadurch wird das nicht wahr. Wenn jedoch konkrete Beweise fehlen, erhält unsere Überzeugung und ihr Einfluss auf unser Handeln mehr Gewicht.

Wenn Sie im Sumpf dessen, was hätte gewesen sein können, zu versinken drohen, dann können Sie sicher sein, dass das die Botschaft ist, die Sie Ihrem Kind vermitteln. Es gibt kaum einen Menschen, für den die ständige Konfrontation mit seinen Defiziten ein Ansporn wäre, etwas zu verbessern. Im Allgemeinen ist das eher etwas, das unser Selbstwertgefühl zerschmettert.

Aber oft sind es nur Nuancen, die Schwächen von Stärken unterscheiden.

Wenn auf einmal die Diagnose Autismus im Raum steht, empfinden viele Eltern dringenden Handlungsbedarf. Sie stürzen sich auf alles, was sie über Autismus in die Hände kriegen, melden sich in Internetforen an und tauschen sich wie besessen mit anderen Eltern aus. Die resultierende Informationsflut kann einen überfordern. Manche Informationen sind ermutigend und geben Auftrieb, andere sind deprimierend und drücken die Stimmung. Man muss Fachkräfte konsultieren, schulische und therapeutische Maßnahmen in die Wege leiten, sich mit Medikamenten und speziellen Diäten beschäftigen, und sich dann noch Sorgen machen, wie man das alles bezahlen soll. Wenn Sie zulassen, dass diese Lawine immer neuer Informationen Sie überrollt, dann laufen Sie Gefahr, gerade diejenigen Ressourcen, die Ihnen langfristig nützen können, zu überstrapazieren. Lähmung setzt ein. Es ist real, es geschieht.

Es gibt etwas, das Sie tun können. Stellen Sie sich dieser neuen Herausforderung in einem maßvollen, vernünftigen Tempo, indem Sie sich vor Augen halten:

- Sie haben Zeit. Sie haben viel Zeit.
- Sie haben heute.
- Sie haben morgen.
- Sie haben nächste Woche.

Sie haben nächsten Monat und das nächste Jahr, und dann noch viele weitere Jahre. Mit jedem Jahr erfahren Sie Neues, Ihr Verständnis wächst. Für Sie selbst, für die medizinischen Aspekte und für den Bereich der Erziehung und Bildung. Hören Sie nicht auf die Schwarzmaler*innen. Halten Sie Ihren Kurs. Erfolge werden sich einstellen.

8. Kapitel

Hilf mir, mich sozial zu verhalten

Bei dir sieht es so einfach aus, aber für mich ist es sehr schwer, ‚sozial' zu sein. Du weißt genau, wie das geht, aber mir ist es nicht so klar, für mich ist es rätselhaft und verwirrend. Es sieht vielleicht so aus, als wolle ich nicht mit den anderen Kindern auf dem Spielplatz spielen. Aber das kann daran liegen, dass ich nicht weiß, wie ich mich beteiligen kann oder daran, dass ich nicht mitkomme, wenn ihnen ständig etwas Neues einfällt. Wenn Emily von der Rutschbahn fällt und ich lache, dann nicht, weil ich das lustig finde. Es ist nur so, dass ich nicht weiß, was ich sagen soll. In der Schule mache ich nicht gerne Gruppenarbeit, weil ich besser allein lerne.

Denk nicht, dass ich, weil ich vielleicht intelligent wirke, weiß, wie ich mich in einer Gemeinschaft verhalten soll. Ich kann das nicht allein dadurch lernen, indem ich andere beobachte.

In diesem Punkt sollten wir uns nichts vormachen. Fast alle Kinder aus dem Autismus-Spektrum sind soziale Außenseiter. Das ist für die Kinder wie für die Eltern ausgesprochen schmerzlich, und viele Eltern verspüren das dringende Bedürfnis, diese Facette im Verhalten ihres Kindes zu ‚reparieren'. Wenn soziale Kompetenz eine physiologische Funktion wäre, könnten wir ihr mit Medikamenten, Ernährung, Bewegung oder Physiotherapie nachhelfen. Wenn autistische Kinder neugierig, aufgeschlossen, lernmotiviert wären, dann könnten wir soziale Intelligenz in den Lehrplan aufnehmen.

Aber unsere Kinder sind in der Regel nicht so, und soziales Bewusstsein besteht nicht aus einzelnen, konkret zu bezeichnenden Fertigkeiten. Grundlegende Umgangsformen (‚bitte' und ‚danke' sagen, die Nase mit dem Taschentuch und nicht mit dem Ärmel abwischen, warten, bis man an der Reihe ist) können und müssen vermittelt werden, egal, auf welcher Funktionsebene das Kind sich befindet. Lernen, sich mit anderen in den verschiedensten Situationen im Trubel des Alltags zurechtzufinden, ist dagegen weitaus komplexer. Unser Alltag findet an unterschiedlichen Schauplätzen statt, sowohl, was die Örtlichkeiten, als auch das soziale Umfeld betrifft. Auf jedem dieser Schauplätze gibt es eigenes Netz gesellschaftlicher Verhaltensmuster, innerhalb dessen wir einander beurteilen, eigene soziale Regeln, von denen die meisten allgemein bekannt sind, die allerdings kaum gelehrt werden.

> ***Zunächst müssen wir unseren Kindern beibringen, ‚sozial zu denken', bevor sie ‚sozial handeln' können.***

Egal, was Sie lesen oder hören, aus Fachkreisen oder über persönliche Kontakte, es reicht nicht aus, unseren Kindern isolierte soziale Fertigkeiten (die Verhaltensweisen, die unser Kind zeigen sollte) beizubringen. Das ultimative Ziel ist der Erwerb sozialer Kompetenz, damit das Kind sich in einer ständig im Wandel begriffenen sozialen Welt zurechtfinden, sich jeder sozialen Situation stellen kann und dabei weiß, was es sagen und tun soll und wie es das innerlich und äußerlich bewältigt. Auch Bildungseinrichtungen und Therapeut*innen konzentrieren sich inzwischen mehr auf die Vermittlung sozialer Kompetenz statt auf die einzelner sozialer Fertigkeiten. Das ist ein anerkannter Ansatz, der die soziale und emotionale Intelligenz als entscheidenden Faktor für den Erfolg eines Kindes im Leben in den Vordergrund rückt. Bryce' Schulleiter in der Highschool betonte seinen Schüler*innen gegenüber immer wieder: „Wenn ihr keine soziale Kompetenz habt, dann seid Ihr euren Job schneller los, als wenn es euch an kognitiven Fähigkeiten oder an Intelligenz mangelt."

Auch für viele Erwachsene ist es nicht einfach oder selbstverständlich, das Gespinst der sozial-emotionalen Intelligenz zu entwirren, schließlich haben die meisten von uns sie rein intuitiv erworben. Heutzutage gibt es Bücher und Blogs für den Weg zum Erfolg mit Themen wie *Teamarbeit erlernen* oder *Vier Schritte, um sich an einem Gespräch zu beteiligen*. Genau diese Art von Unterricht brauchen die meisten autistischen Kinder. Wir mussten alle laufen lernen, bevor wir rennen konnten, und so müssen wir unseren Kindern auch als Erstes beibringen, ‚sozial zu denken', bevor sie ‚sozial handeln' können. Und dazu gehören Verständnis und Optimismus, kein Auswendiglernen oder die Androhung von Bestrafungen.

Damit Ihr Kind ‚sozial denken' kann, muss es zuerst das Umfeld analysieren und seinen Standpunkt einnehmen. Erst dann kann es handeln. Es muss die physischen, sozialen und zeitbezogenen Aspekte seines Umfelds beachten, die Gedanken und Gefühle anderer berücksichtigen, sich über fiktiv erlebte gemeinsame Abenteuer mit seinem Spielpartner verbinden, und es muss begreifen, dass die anderen ihm, je nachdem, was es in einer bestimmten Situation sagt oder tut, mehr oder weniger gut gesonnen sind. Die sozial-emotionale Intelligenz ist die Grundlage unseres Sozialverhaltens und unserer sozialen Kompetenz. Sie ist für die langfristige Entwicklung eines Kindes hin zu einem erfüllten Leben wichtiger als alle kognitiven Fähigkeiten.

> *Die sozial-emotionale Intelligenz ist für die langfristige Entwicklung eines Kindes hin zu einem erfüllten Leben wichtiger als alle kognitiven Fähigkeiten.*

Der erste Schritt, um dem Kind soziales Denken zu vermitteln, besteht darin, dass Eltern und Lehrkräfte erst einmal ihre Vorstellung über Bord werfen, dass das Kind, ob zu Hause oder in der Schule, lediglich durch Beobachtung und Interaktion mit anderen, die sozial integriert sind, soziales Denken lernen kann. Oder dass sich seine Ratlosigkeit, wie es sich mit anderen verbinden kann, irgendwann einfach auswachsen wird. Manche Bildungssysteme und verschiedene Programme, die dahinterstehen, setzen inzwischen sozial orientierte Konzepte auf den Lehrplan.

Leider gehen diese Konzepte aber immer noch von der falschen Annahme aus, dass alle Kinder mit den gleichen neurologischen Voraussetzungen für die Verarbeitung sozialer Impulse auf die Welt kommen und dass sich die Sozialentwicklung bei allen nach demselben Muster vollzieht. Es ist sinnlos (und dem Kind gegenüber äußerst unfair), von solchen Voraussetzungen auszugehen angesichts des ‚sozialen Schlamassels', in dem sich das Kind befindet, und dann seinen Autismus dafür verantwortlich zu machen, dass die Versuche, ihm etwas beizubringen, bei ihm nicht fruchten. Was unsere Kinder brauchen, das ist ein Umdenken unsererseits. Es gilt, ihr soziales Bewusstsein von Grund auf aufzubauen.

Wenn wir sagen, wir möchten, dass unser Kind soziale Fertigkeiten entwickelt, wollen wir eigentlich etwas viel Größeres. Wir wollen, dass es in der Lage ist, sich in seine Umgebung einzufinden und selbstständig in der Schule, im Gemeinwesen, bei der Arbeit sowie in seinen persönlichen Beziehungen zu funktionieren. Bryce war noch nicht auf der Highschool, als er sagte, das sei sein Ziel, und es sei immer sein Ziel gewesen, sogar lange bevor er es aussprechen oder in seiner kindlichen Gedankenwelt eine Bezeichnung dafür finden konnte. ‚Sozial sein' ist mehr, als Regeln aus einem Buch zu lernen, es ist die Zuversicht, die wächst, wenn das soziale Bewusstsein und die Fähigkeiten, mit anderen zu interagieren, gestärkt werden. Damit muss man anfangen, wenn das Kind noch sehr klein ist:

- Gemeinsame Erfahrungen: Die Fähigkeit, eine Basis für die Interaktion mit anderen Menschen zu finden und die Erkenntnis, dass man von anderen viele nützliche Informationen bekommen kann.
- Perspektivübernahme: Die Fähigkeit, die Welt mit den Augen anderer zu sehen, und auf dieser Grundlage zu lernen und zu wachsen.
- Flexibilität: Die Fähigkeit, sich an unvorhersehbare Änderungen von Abläufen oder Erwartungen anzupassen und zu erkennen, dass Fehler korrigiert werden können, dass man aus ihnen lernen und es besser machen kann, und dass Enttäuschungen relativ sind.
- Neugier: Motivation aufzubauen durch die Überlegung, was hinter etwas verborgen ist. ‚Warum' es existiert, ‚warum' seine Existenz von Bedeutung ist, ‚warum' andere Menschen fühlen wie sie fühlen, und wie das auf uns wirkt und uns beeinflusst.
- Selbstachtung: An die eigenen Fähigkeiten, etwas Neues riskieren zu können, zu glauben, sich selbst zu achten und zu lieben, um grausame und gedankenlose Bemerkungen und Handlungen von anderen, die mehr über sie selbst als über uns sagen, abwehren zu können.
- Das große Ganze sehen: Zu verstehen, dass wir unser soziales Gehirn und unsere sozialen Kenntnisse Fertigkeiten brauchen, egal ob wir mit anderen interagieren oder allein sind. Wir lesen Geschichten, machen uns Gedanken über die Motive der Protagonisten und überlegen, was sie als Nächstes tun werden. Wir spielen Situationen gedanklich immer wieder durch, um festzustellen, ob wir richtig gehandelt haben. Ihr Kind sagt Ihnen vielleicht „Es ist mir egal, ob ich sozial bin, ich bin mit mir zufrieden. In dem Moment meint es das möglichweise so. Es gibt viele Menschen, die generell lieber alleine sind als mit anderen zusammen. Diese ‚Ist mir egal-Einstellung' unserer Kinder kann aber auch daraus resultieren, dass ihnen das Miteinander sehr wohl etwas bedeutet, es sie aber schmerzt, dass es ihnen an Wissen, Fertigkeiten und Unterstützung mangelt, um ihre sozialen Barrieren durchbrechen und damit ihre Lebensziele erreichen und ihre Träume verwirklichen zu können.
- Das Bewusstsein, dass wir auch kommunizieren, wenn wir nicht sprechen.

Der Begriff ‚Social Thinking' (soziales Denken) wurde Mitte der 1990er-Jahre von Michelle Garcia Winner geprägt. Sie gehört zu den führenden Expert*innen auf dem Gebiet des sozial-emotionales Lernens. In einem ihrer vielen Bücher über Social Thinking® beschreibt sie die vier Schritte der Kommunikation, die linear aufeinanderfolgen, in Millisekunden und in der Regel unbewusst ablaufen:

- Wir reflektieren die Gedanken und Gefühle anderer Menschen und unsere eigenen.
- Wir machen uns physisch bemerkbar, damit die Menschen unsere Absicht zu kommunizieren verstehen.
- Wir setzen unsere Augen ein, um zu überprüfen, wie die Menschen fühlen, handeln und darauf reagieren, was zwischen uns geschieht.
- Wir benutzen Sprache, um uns mit anderen zu verbinden.

Haben Sie bemerkt, dass die Sprache der letzte der Kommunikationsschritte ist? Und doch konzentrieren wir uns als Eltern oder Lehrkräfte am meisten darauf. Wenn man nun nur den vierten Schritt dem Kind oder den Schüler*innen beibringt und die anderen vernachlässigt, sind die Kinder unzureichend ausgerüstet, verletzlich und in ihrer sozialen Kommunikation wahrscheinlich weniger effektiv und erfolgreich.

Winner bezeichnet diesen Fokus auf den Unterricht auf der Verhaltensebene als „Unterricht in der Baumkrone“, doch unsere autistischen Kinder benötigen eine soziale Erziehung, die an der Wurzel beginnen muss.

Genauso wichtig ist es, dass das Kind lernt, welche Rolle die nonverbale Kommunikation bei seinen Begegnungen mit anderen spielt. Die kritischen Momente, in denen die soziale Interaktion mit ihren feinen Nuancen scheitern kann, lassen sich grob in drei Kategorien einteilen:

- Die vokale Kommunikation: Das Kind versteht die zahlreichen Zwischentöne in der gesprochenen Sprache nicht. Es versteht keinen Sarkasmus, keine Wortspiele, Redewendungen, Metaphern, Anspielungen, Dialekte, Doppeldeutigkeiten, Übertreibungen oder Abstrahierungen. Es spricht vielleicht monoton (was für die Zuhörenden langweilig klingen mag) oder es spricht zu laut, zu leise, zu schnell oder zu langsam.
- Kommunikation durch Berührung und Bewegung/kinästhetische Kommunikation: Das Kind versteht Körpersprache, Gesichtsausdruck oder emotionale Reaktionen (Weinen, Zurückweichen) des anderen nicht. Möglicherweise setzt es Gesten oder Körperhaltungen nicht richtig ein und vermeidet Blickkontakt. Sehr vielen unserer Kinder mangelt es sogar

an dem Grundverständnis, dass unsere Augen Informationsquellen sind. Dr. Temple Grandin berichtet, dass sie bis zum Alter von 51 Jahren nicht verstand, dass Menschen über die Augen nonverbale Kommunikationssignale aussenden.

- Das Raumverhalten bei der Kommunikation: Das Kind versteht das vielschichtige Konzept von Nähe und Distanz und die Gesetze persönlicher Grenzen nicht. Möglicherweise übertritt es unabsichtlich die Grenzen der anderen. Distanzzonen sind nicht festgeschrieben und unterscheiden sich je nach Kultur, aber auch von Mensch zu Mensch, und je nachdem, in welcher Beziehung man zueinander steht. Eng? Zwanglos, aber persönlich? Nur gesellschaftlich? Im öffentlichen Raum? Vielen Kindern im Autismus-Spektrum oder solchen mit Asperger ist es unmöglich zu erkennen, was in der aktuellen Situation gerade angebracht ist.

> ***Es gibt keine Wundermittel oder Patentrezepte, um Ihrem Kind die soziale Interaktion zu erleichtern. Es braucht Übung.***

Es gibt keine Wundermittel oder Patentrezepte, um Ihrem Kind die soziale Interaktion zu erleichtern. Es muss sie einüben, in der Situation ausprobieren, auch wenn es dabei nervös wird und Fehler macht. (Denken Sie daran, wer übt, macht automatisch Fehler.) Die Vorstellung, dass eine sprachreiche Umgebung der Sprachentwicklung förderlich ist, bedeutet nicht zwangsläufig, dass ein autistisches Kind, wenn es mit sich typisch entwickelnden Kindern seiner Altersklasse zusammen ist, automatisch seine sozialen Fähigkeiten verbessert. Das kann nur erreicht werden, wenn ihm gezielt und in konkreten Situationen soziale Konzepte vermittelt werden. Ohne diesen gezielten Unterricht wird Ihr Kind noch bis ins Erwachsenenalter durch einen Sumpf von Missverständnissen waten, wenn es mit anderen zusammen ist. Ihrem Kind zu vermitteln, ‚sozial zu sein', heißt, dass Sie alle, wenn auch kleine, Gelegenheiten zum Einüben sozialer Fertigkeiten wahrnehmen müssen, damit sich die Erfolge Ihres Kindes zu einem großen Ganzen zusammenfügen und es auf dieser Grundlage an Selbstvertrauen gewinnen kann. Dazu müssen Sie als Eltern, Lehrer*innen, Therapeut*innen volles Engagement zeigen, um die Fallstricke im gesellschaftlichen Umgang zu identifizieren und dem Kind Möglichkeiten aufzeigen, sie zu meistern. Sie müssen ihm helfen, die Nuancen im gesellschaftlichen Umgang zu erkennen, also das vermitteln, womit es solche Schwierigkeiten hat. Und zwar auf eine Art und Weise, die Ihr Kind begreift.

Im Leben sind wir ständig mit Situationen konfrontiert, in denen wir ein soziales Navigationssystem benötigen: zu Hause, bei der Arbeit, in der Schule, wenn wir in der Gemeinde oder Stadt unterwegs sind, beim Einkaufen, in der Freizeit und bei religiösen Zusammenkünften. Während Sie Ihr Kind bei diesen Herausforderungen begleiten, lösen Sie sich bitte von der Denkweise, dass es Defizite hat. Wenn Sie Ihrem Kind ständig suggerieren, dass es von Natur aus unvollkommen ist, werden Sie mit Sicherheit eine Wand errichten, die den gewünschten Fortschritt verhindert. Das Selbstwertgefühl ist eine essenzielle Komponente sozialer Kompetenz. In einer Umgebung, die die Botschaft sendet, dass das Kind so, wie es ist, nicht gut genug ist, wird es dieses Selbstwertgefühl nicht aufbauen können. Einige seiner Verhaltensweisen sind möglicherweise seiner sozialen Entwicklung nicht förderlich, aber trennen Sie immer das Verhalten Ihres Kindes von seiner ‚ganzen' Person.

Bei Bryce war mir von Anfang an klar, dass wir eine sehr lange Reise vor uns hatten. An einem guten Tag schaffte er sein Programm mühelos und mit Erfolg, und wir konnten Fortschritte sehen, die ihn seinen und unseren Zielen näherbrachten. An einem schlechten Tag konnte er sein Tagesprogramm nicht bewältigen, er schaffte höchstens ganz kleine Abschnitte und hangelte sich von einem Moment zum nächsten. An einem dieser Tage, als der Weg zum Ziel zu weit schien, stellte ich mir die Frage, „wann reicht's"? Es schien mir, dass die Notwendigkeit, soziale Fähigkeiten zu entwickeln, genauso komplex und schwer fassbar war wie das Geflecht der Fähigkeiten an sich. Wie konnte ich wissen, wann meine Bemühungen, mein Kind zu fördern und zu unterstützen, zu viel des Guten wären und ich in den ‚Reparaturmodus' verfallen würde? Ich wollte meinem Sohn möglichst viele Lernhilfen anbieten und Möglichkeiten zur Anwendung schaffen, aber wo war die Grenze zwischen dem, was er brauchte und dem, womit er überfordert war? Er war gerade einmal fünf Jahre alt, als er harte Sechs-Stunden-Tage im Frühförderkindergarten mit Inklusionsangeboten an Nachmittagen absolvierte. Drei Mal die Woche hatte er Logopädie, dann noch adaptiven Sportunterricht und Einzeltherapie bei der Ergotherapeutin. Und wir hätten die außerschulischen Therapien, Fördermaßnahmen und sozialen Aktivitäten noch intensivieren können. Aber ich hatte große Bedenken hinsichtlich der Frage, welche Botschaft ich damit an ihn senden würde.

Mit mir stimmt etwas nicht

Ich rief mir den ursprünglichen Ratschlag unserer Kinderärztin in Erinnerung. Sie hatte gesagt, ich solle dem Gefühl vertrauen, dass ich mehr wisse als mir bewusst sei. Ich entschied mich, ihrem Rat zu folgen. Ich nahm Bryce aus sämtlichen Maßnahmen heraus. Die Schule sollte er weiterhin besuchen. Warum tat ich das? Ich hatte das Gefühl, die Rechnung ginge sonst nicht auf. Aus meiner Sicht waren das Unterrichtstempo, die Unterrichtsumgebung und die Gestaltung des Unterrichts genauso wichtig wie die Lerninhalte an sich. Und eine Art ‚Zwangsernährung', ohne ihm zu vermitteln, warum er sein Sozialverhalten anpassen sollte, würde nur zu einem Würgereiz führen. Ein Umfeld, in dem er sich am besten würde entfalten können, sollte nicht aus ständigem Druck und endlosen Forderungen bestehen. Meine Aufgabe bestand darin, eine Basis zu schaffen, auf der sich soziales Bewusstsein entfalten, er ein echtes Selbstwertgefühl aufbauen und sich in seiner Haut wohlfühlen könnte. Wenn wir auf einem solchen Fundament aufbauen könnten, dessen war ich mir sicher, dann könnte er soziale Fähigkeiten leichter erwerben, und zwar in seinem eigenen Tempo, nicht in dem, was uns Bücher, Statistiken oder Vergleiche mit anderen Kindern vorschreiben. Ich war mir nicht sicher, ob ich das Richtige tat. Aber bei Bryce schien ein direkter Zusammenhang zwischen den Unterrichtsschritten, seiner Entwicklung eines Ich-Bewusstseins und dem Aufbau seines Selbstwertgefühls zu bestehen. In dem Zeitraum, in dem wir die Maßnahmen abgesagt hatten, konnte er seine Batterien wieder aufladen. Ohne den überladenen Stundenplan hatte er die Möglichkeit, über einen Teil seines Lebens selbst zu bestimmen und war dann auch bereit, in der Schule 100 % zu geben. „Bravo", sagte seine pädagogische Unterrichtshilfe (paraeducator). „Sie glauben nicht, wie viele erschöpfte Kinder ich sehe. Sie brauchen, wie jedes Kind, einfach auch Zeit, um Kind sein zu dürfen."

Im Alter von dreizehn Jahren hatte Bryce es geschafft, sich vom Teamsport bis zu schulischen Tanzveranstaltungen sozial zu integrieren und ist damit das beste Beispiel dafür, was ein autistisches Kind erreichen kann, wenn ein gesundes Selbstwertgefühl ihm den Weg weist. Aber wie viele weite Wege durch das Autismus-Spektrum mussten wir gehen, um dorthin zu kommen. Im Nachhinein erkenne ich, dass meine unermüdliche Bestätigung seines Selbstwertgefühls entscheidend dazu beigetragen hat, dass er bereit war, aus seiner Komfortzone herauszutreten und seinen Radius zu erweitern.

Erst muss ein soziales Bewusstsein vermittelt werden, dann kann sich soziale Kompetenz entfalten. Als Gesamtkonzept ist dieses Vorhaben vielleicht kaum zu bewältigen, aber die effektivste Herangehensweise ist dieselbe wie bei anderen komplexen Aufgaben: Zerlegen Sie sie in kleine Schritte, formulieren Sie konkrete Ziele und gehen eins nach dem anderen an, fangen Sie klein an und bauen schrittweise auf Ihren Erfolgen auf. Räumen Sie Hindernisse aus dem Weg (in der Regel im sensorischen und sprachlichen Bereich oder bei Problemen mit dem Selbstwertgefühl), und lösen sich von vorgefassten Meinungen und Klischees. Das ist Fortschritt, wobei die Definition von Fortschritt zweifellos individuell und subjektiv ist.

Es ist entscheidend, dass Sie nicht nur das eine große Ziel vor Augen haben, sondern einzelne Teilziele anstreben, die machbar sind. Denn wenn sich Botschaften überschneiden, können Sie nicht erwarten, dass Ihr Kind in der Lage sein wird, das primäre und das sekundäre Ziel zu unterscheiden. Wenn Sie möchten, dass Ihr Kind sich am Esstisch freundlich und interessiert am Familienleben beteiligt, dann müssen Sie berücksichtigen, dass sich dabei verschiedene Ziele überschneiden. Um die soziale Komponente zu isolieren, müssen Sie vielleicht Sitzmöglichkeiten und Utensilien anpassen, einige Lebensmittel (seine und die der anderen) weglassen, Gerüche und Geräusche, die die Sinne Ihres Kindes überfordern, beseitigen, und gemeinsam versuchen, es ins Gespräch einzubeziehen. Stellen Sie sicher, dass der Esstisch nicht zu einem Übungsfeld für den Umgang mit unangenehmen Gerüchen, Aufforderungen wie ‚Probier mal ein Häppchen', Vorträgen über Manieren und dem unverständlichen Gebrabbel der anderen wird. Wenn das Ziel in der Sozialisation besteht, dann müssen Sie es von Zielen, die das Essen oder die Feinmotorik betreffen, trennen. Auch ich musste das beherzigen. Es gab Zeiten im Leben meiner Kinder, in denen sie auf ihrem Zimmer frühstückten. Der morgendliche Tumult brachte sie durcheinander und das Ziel zu dieser Tageszeit bestand erst einmal darin, etwas zu essen, nicht darin, sich sozial zu verhalten. Dieses temporäre Zugeständnis, eines von vielen im Laufe der Zeit, war ein paar Monate lang notwendig, aber nicht dauerhaft. Ich möchte Ihnen erzählen, was wir durch diese geduldige Trennung der Ziele erreichten. Als Bryce zwölf war, feierten wir meinen Geburtstag als Familie in einem der vornehmsten Restaurants der Stadt. Die Jungen waren begeistert, und ich habe nur wenige Momente erlebt, die für mich magischer waren als der, als Bryce selbstbewusst zum Barpianisten ging, einen Fünf-Dollar-Schein in der Hand, und ihn fragte: „Könnten Sie bitte für meine Mutter *Stardust* spielen? Sie hat Geburtstag." Die vielen Jahre der langsamen, aber beständigen Anpassungsschritte würden bald vergessen sein.

Soziale Kompetenz entwickelt sich, wie Phönix aus der Asche, Schritt für Schritt, Tag für Tag. „Bis auf den Gipfel des Berges, ein Schritt nach dem anderen", besagt eine alte Weisheit. Wir sind nicht Moses, und auf dem Gipfel werden uns keine Tafeln erwarten (wenn es einen Gipfel gibt), aber wenn wir welche dort vorfinden würden, dann stünde etwa Folgendes darauf:

1. Lösen Sie sich von der Vorstellung, etwas müsse ‚repariert' werden.
2. Stärken Sie das Selbstwertgefühl Ihres Kindes und schaffen Sie damit eine Basis, damit es soziale Risiken eingehen und ein Schutzschild gegen die Unfreundlichkeiten anderer aufbauen kann.
3. Richten Sie Ihre Aufmerksamkeit auf soziales Bewusstsein, soziale Wahrnehmung und Problemlösung als Grundlage für die Entwicklung sozialer Kompetenz. Wenn man lernt, die Gedanken und Gefühle anderer wahrzunehmen und zu interpretieren und in sozialen Situationen eine Balance zu finden, wird der Weg geebnet für generelle Fähigkeiten und Fertigkeiten (skills), die es ermöglichen, in den verschiedensten Situationen und Konstellationen zurechtzukommen.
4. Schaffen Sie Gelegenheiten, in denen das Kind soziale Fertigkeiten üben und erfolgreich einsetzen kann, nicht nur hin und wieder, gelegentlich, sondern ständig.
5. Definieren Sie spezifische Ziele für die sozialen Fertigkeiten, und achten Sie darauf, dass sich diese Ziele nicht überlappen oder nicht miteinander vereinbar sind.
6. Der Ausgangspunkt sollte das tatsächliche Niveau Ihres Kindes in der sozialen Informationsverarbeitung sein, nicht ein vermeintliches oder angenommenes. Bei manchen Kindern mit gut entwickeltem Wortschatz und hohem IQ geht man oft fälschlicherweise davon aus, dass ihre sozialen Fähigkeiten gleichermaßen gut ausgebildet sind. In den meisten Fällen ist das aber nicht so.
7. Gehen Sie in kleinen Schritten vor und bauen auf dem auf, was Sie schon erreicht haben.
8. Lassen Sie die Definition von Fortschritt offen. Zwei Schritte vor und einer zurück stellt immer noch einen Erfolg dar, der gefeiert werden will.
9. Zeigen Sie einen Ausweg aus risikobehafteten sozialen Situationen. Sie wollen vielleicht, dass Ihr Kind im Kirchenchor mitsingt, nach der Schule im Lego-Club mitmacht oder sich ehrenamtlich im Tierheim engagiert.

Wenn es das jedoch nach einigen Terminen hasst, dann loben Sie es dafür, dass es den Versuch gemacht hat, bestätigen Sie, dass es in Ordnung ist, damit aufzuhören, und gehen zu etwas anderem über.

10. Bedenken Sie, dass sich gesellschaftliche Regeln und Erwartungen mit der Zeit ändern und abhängig vom Umfeld sind. Ein sozial angemessenes Verhalten eines fünfjährigen Kindes ist möglicherweise für einen Teenager unangemessen. Was in der Cafeteria in der Schule in Ordnung ist, ist vielleicht nicht in Ordnung in einem Restaurant oder wenn man jemanden zu Hause besucht.

Für Ihr Kind bedeutet es eine riesige Anstrengung, sich in unsere soziale Welt zu integrieren. Es gibt sein Bestes auf der Grundlage seiner Fähigkeiten und seines sozialen IQ. Auch wenn es nicht alle Zwischentöne wahrnimmt, so spürt es doch, wann Sie an es glauben und wann dieser Glaube fehlt.

„Bis auf den Gipfel des Berges, ein Schritt nach dem anderen.“ In einem der Lieblingskinderbücher meines Sohnes Connor geht es um die Geschichte von Sir Edmund Hillary und seinem tibetanischen Sherpa-Führer Tenzing Norgay, den ersten Menschen, die den Gipfel des Mount Everest erklommen haben. Wir fragten uns immer wieder, welcher von beiden wohl zuerst seinen Fuß auf den Gipfel gesetzt hatte. Vor dem Hintergrund der Spekulation, dass Tenzing einen oder zwei Schritte vor dem berühmteren Sir Edmund Hillary den Gipfel erreicht hätte, sagte Tenzings Sohn Jamling 2001 dem Magazin *Forbes*, er habe seinen Vater gefragt, und er hätte gesagt, dass das nicht wichtig sei. Sie hätten den Berg als Team erklommen. Wie Tenzing ersteigen Sie diesen Berg schon jahrelang. Wie für Hillary ist es für Ihr Kind der erste Aufstieg. Seien Sie die Person, die es führt, gehen Sie mit Ihrem Wissen und Ihrer Zuversicht voraus und zeigen ihm, dass es auf dem Weg fantastische Aussichten gibt.

9. Kapitel

Finde heraus, was meine Meltdowns auslöst

Du nennst es Meltdown[21], für mich ist es wie eine Explosion. Diese Meltdowns sind für mich viel schlimmer als für dich. Auch wenn ich keine Worte finde, will ich dir damit sagen, wie ich auf das reagiere, was um mich herum geschieht, wie sich mein Schmerz und meine innere Panik anfühlen. Ich will nicht ‚auf dich losgehen'. Aber ich kann auch nicht ‚einfach aufhören'.

Ich raste aus, wenn meine Sinne, einer oder alle, überfordert sind, und ich bestimmte Situationen einfach nicht bewältigen oder mit anderen Menschen nicht zurechtkommen kann. Auch wenn sich etwas in meinem Körper falsch anfühlt, wie Allergien, nicht gut schlafen können oder Bauchschmerzen, dann kann es dazu kommen, dass ich ausraste. Was auch immer dazu führt, ich empfinde es als Angriff.

Du musst mir helfen, Situationen, in denen ich mich bedrängt fühle, zu vermeiden. Wenn du dir vorstellen kannst, warum ich ausraste, dann kannst du es auch verhindern. Ich allein bin nicht dazu in der Lage. Achte auf Zeichen, sie sind immer da, und ich kann es dir nicht immer mit Worten sagen.

Jetzt geht es um etwas, das Sie vielleicht zuerst nicht glauben, aber am Ende des Kapitels verstehen werden: Es kann unzählige Gründe dafür geben, dass ein autistisches Kind ausrastet, explodiert, sich auflöst, zusammenbricht. Freches, bockiges, eigensinniges, verzogenes Benehmen oder Faulheit stehen auf der Liste der Möglichkeiten so weit unten, dass ich sie nicht ohne Brille erkennen kann.

---

21 Meltdown ist im Rahmen von Autismus ein geläufiger Begriff für eine unwillentliche Reaktion auf Situationen wie z. B. Reizüberflutung, die schwer auszuhalten sind. Ein Meltdown geht zugleich mit Verzweiflung einher.

Wir haben schon die einfache Formel kennengelernt:

Jegliches Verhalten geschieht aus einem Grund.
Jegliches Verhalten ist Kommunikation.

Führen Sie sich immer vor Augen, dass Ihr Kind die Situation nicht mehr bewältigen kann. Es trifft nicht bewusst die Entscheidung, auszurasten.

Ein Meltdown ist die klare Botschaft eines Kindes, das nicht in der Lage ist, auf andere Art und Weise mitzuteilen, dass eine Situation eskaliert ist und es sie nicht mehr unter Kontrolle hat. Etwas in seinem Umfeld hat sein sensibles neurologisches System völlig durcheinandergebracht und es kann die Situation einfach nicht mehr bewältigen. Manchmal kommt der Ausbruch wie aus heiterem Himmel, aber wenn man genauer hinsieht, dann gab es Warnsignale, Hinweise – vielleicht sehr subtil, aber dennoch existent – die nicht erkannt, nicht genug beachtet oder ignoriert wurden. Auch einem Kind, dessen verbale Fähigkeiten normalerweise ausreichen, versagt unter Stress vielleicht seine Stimme.

Wenn das Kind nur wenig oder gar nicht spricht, hat es keine andere Möglichkeit, als sich über Verhalten Gehör zu verschaffen. Insbesondere dann, wenn ihm alternative Kommunikationsmöglichkeiten nicht vermittelt wurden. Egal, auf welchem Niveau das Sprachvermögen Ihres Kindes ist, es wird für Sie leichter sein, nicht selbst den Kopf zu verlieren, wenn Sie sich immer vor Augen führen, dass Ihr Kind die Situation nicht mehr bewältigen kann. Es trifft nicht bewusst die Entscheidung, auszurasten. Es ist unlogisch und kontraproduktiv, auch nur einen Moment davon auszugehen, dass das Kind irgendwie die negative Aufmerksamkeit auf sich ziehen möchte, die ein Meltdown mit sich bringt.

Wir müssen von der Prämisse ausgehen, dass das Kind, wenn es könnte, sich angemessen verhalten würde, ihm jedoch ein eingeschränktes soziales Bewusstsein, Probleme mit seinem sensorischen System und unzureichende verbale Fähigkeiten im Wege stehen. Falls Sie davon im Moment nicht überzeugt sind, dann sollten Sie zukünftig genau hinsehen, wenn es wieder zu einem Meltdown kommt. Mit der Zeit werden Sie erkennen, dass es einen Trigger gibt. Die Routine, diesem mit Interesse und Beharrlichkeit auf den Grund zu gehen, kann zur Selbstverständlichkeit werden. Viele Ansätze, die wir bisher in diesem Buch beleuchtet haben, laufen hier zusammen: sensorische Überlastung (Overload), ‚kann ich nicht' versus ‚will/mache ich nicht', unzureichendes Sprachvermögen und die Herausforderungen im sozialen Bereich.

Wenn ich sage, *jegliches Verhalten hat einen Grund*, dann meine ich damit, es gibt eine Erklärung, eine Ursache. Es kann anstrengend und herausfordernd sein, Gründe zu erforschen. Entschuldigungen für Verhaltensweisen zu finden, ist etwas anderes. Eine Entschuldigung ist lediglich ein Versuch, etwas zu rechtfertigen. Sie mag der Wahrheit entsprechen oder auch nicht. Bitte sehen Sie sich die folgenden Sätze genau an:

- „Er will nicht. Er könnte (sich benehmen/still sitzen/mitarbeiten), wenn er nur wollte."
- „Sie muss sich einfach mehr Mühe geben."
- „Ich habe es ihm beigebracht, aber er tut es einfach nicht."

Merken Sie, wie wir, Eltern, Lehrer*innen oder Betreuer*innen, uns durch diese Einstellung aus der Verantwortung stehlen und der mit mehr Mühe verbundenen Suche nach der Ursache aus dem Weg gehen? Wie oft haben wir den abgedroschenen Satz gehört: „Du kannst alles, wenn du nur willst." Ja, das stimmt. Deswegen können Menschen Zeitreisen unternehmen oder 300 Jahre alt werden. Kann ein blindes Kind von der Tafel abschreiben, wenn es sich nur genug anstrengt? Wenn Sie meinen, es sei so, dann sind wir wieder bei Kapitel 3, in dem es um den Unterschied zwischen ‚kann ich nicht' und ‚will/mache ich nicht' ging, und wir müssen andere Kapitel wiederholen, in denen thematisiert wurde, wie wir oder das Kind uns etwas zwar sehr wünschen, wir oder das Kind aber nicht in der Lage sind, den Wunsch zu realisieren. Mangelnde Motivation ist nicht immer die Ursache für unzureichende Mitarbeit (non-compliance). Und selbst wenn die Motivation da ist, muss sie vielleicht durch geduldige und kontinuierliche Förderung und/oder assistive Technologie gestärkt werden. Den Satz „er/sie will einfach nicht" dürfen wir (und werden wir) nicht als Ausrede dafür benutzen, dass wir vielleicht mit mehr Einsatz verbundene, aber effektivere Interventionen scheuen.

Was den Satz „Streng dich mehr an!" betrifft: Kennen Sie Menschen, denen diese Ermahnung geholfen hat, ein Verhalten, mit dem sie schon länger hadern, so mir nichts, dir nichts zu verändern? (Z. B. Abnehmen, Geld sparen, mit dem Rauchen aufhören, Dinge aufschieben, zu spät kommen, Nägelkauen, die Online-Zeit reduzieren.)

Und das: „Ich habe es ihm beigebracht, aber er macht es nicht." Erinnern Sie sich an Kapitel 3? Sie haben nichts vermittelt, wenn Ihr Kind nichts aufgenommen hat. Und Ihr Kind kann nichts lernen, wenn es nicht versteht, was Sie ihm sagen wollen.

Es wird viele Situationen geben, in denen die Ursache des Meltdows Ihres Kindes nicht gleich auf der Hand liegt. Vielleicht ist es jetzt wichtiger als je zuvor in Ihrem Leben, detektivisch vorzugehen und die Ursache zu suchen, zu ermitteln, zu finden, zu identifizieren, zu entlarven und aufzudecken. Verwirrende Verhaltensweisen haben immer eine Ursache. Um sie herauszufinden, müssen Sie alle Details beachten, mit Wissbegier und Sorgfalt vorgehen. Sie müssen biologische und psychologische Vorgänge wie ein Detektiv untersuchen und das Umfeld erforschen.

Die meisten Trigger für einen Meltdown lassen sich in verschiedenen Gruppen zusammenfassen. Wenn Sie den Trigger identifiziert haben, können Sie den Meltdown verhindern. Ist es erst einmal dazu gekommen, lässt er sich kaum unterbrechen oder stoppen. Denken Sie an das alte chinesische Sprichwort: „Gibst du einem Mann einen Fisch, nährt er sich einmal. Lehrst du ihn das Fischen, nährt er sich das ganze Leben." Wenn es Ihnen gelingt, die Trigger für den Meltdown Ihres Kindes zu identifizieren, ist das der erste Schritt, ihm zu helfen, diese selbst zu erkennen. Dann kann es sich selbst regulieren.

Ich möchte Ihnen vier Gruppen von Triggern (Auslösern) vorstellen.

- **Sensorische Überlastung**
- **Physische/physiologische Trigger**
  - Nahrungsmittelallergien oder -intoleranzen
  - Schlafstörungen
  - Gastrointestinale Probleme
  - Fehlernährung
  - Biochemisches Ungleichgewicht
  - Krankheit oder Verletzung, die nicht verbal mitgeteilt werden kann
- **Emotionale Trigger**
  - Frustration
  - Enttäuschung
  - Misshandlung
  - Das Gefühl, unfair behandelt zu werden
- **Schlechte Beispiele von Erwachsenen**

Sensorische Überlastung

Ich habe in diesem Buch schon oft darauf hingewiesen, dass man als Erstes nach sensorischen Problemen suchen sollte.

Als Bryce drei war, haben wir meinen Geburtstag bei einer Verwandten gefeiert, an einem Ort, der ihm vertraut war. Der Abend hatte kaum begonnen, als Bryce anfing, aufgeregt durch das Haus zu rasen und als ich versuchte, ihn mit den sonst funktionierenden Maßnahmen zu beruhigen, wehrte er sich und schlug wild mit den Armen. Zeit zu gehen, zu früh, aber so ist es nun mal. Ich holte die Mäntel und Spielzeuge. „Warte", sagte ein normalerweise verständnisvoller Verwandter. „Willst du dir von einem Dreijährigen vorschreiben lassen, wie die übrige Familie den Abend verbringt?" Ich wusste, was er meinte. Er wollte, dass ich den Abend genießen könnte, dass mir die besondere Aufmerksamkeit zuteilwerden sollte, die mir seiner Ansicht nach zustand.

Aber ja, die Bedürfnisse eines Dreijährigen würden dem Abend eine andere Wendung geben. Ich leugnete nicht, dass wir bis zu diesem Punkt eine schöne Zeit verbracht hatten. Aber nein, Bryce wollte uns nichts vorschreiben. Er kommunizierte. Weil er noch keine sprachlichen Möglichkeiten hatte, musste ich mich an seinem Verhalten orientieren. Sobald wir gegangen waren, verschwand seine Aggression. Er war nicht bockig gewesen, er hatte Schmerzen gehabt.

Die Krux bei dieser Geschichte ist, dass ich wusste, dass ihm etwas weh tat. Ich dachte nicht einen Moment daran, dass er versuchen wollte, mir meinen Abend zu verderben. Das hätte keinen Sinn gemacht. Von seinem Entwicklungsstand her hätte er gar nicht die Fähigkeit gehabt, bewusst einen solchen Vorsatz zu treffen. Er war in vertrauter Umgebung mit Menschen, die er kannte, liebte und mit denen er normalerweise gerne zusammen war. Aber es war klar, dass irgendetwas nicht stimmte. Zu viele ungefilterte Geräusche? Ein unbekannter Geruch, der ihm Übelkeit verursachte? Übermüdet, zu viele Leute? Ich wusste es nicht, und es war in dem Moment auch nicht wichtig. Das Wichtigste war, das Unbehagen zu beenden, bevor es dazu kam, dass es das Letzte wäre, an das er sich erinnerte und das Erste, das er zukünftig mit diesem Ort verbinden würde.

Physische/physiologische Trigger

Nahrungsmittelallergien und -intoleranzen

Diese Begriffe werden manchmal parallel verwendet, aber sie bedeuten nicht dasselbe. Eine Allergie ist eine überschießende krankhafte Abwehrreaktion des Immunsystems. Eine Intoleranz (auch als nicht-allergische Überempfindlichkeitsreaktion bezeichnet) ist hingegen vergleichbar mit der Reaktion auf ein Arzneimittel. Die Heftigkeit der Reaktion ist dabei bei jedem Menschen anders (z. B. können schon zwei rote Gummibärchen bei dem einen Kind ein aufgedrehtes oder aggressives Verhalten auslösen, während ein anderes eine Handvoll toleriert). Es ist erwiesen, dass sowohl Allergien als auch Intoleranzen bei Kindern aggressives, streitlustiges und launisches Verhalten auslösen können. Auf der Liste der möglicherweise unverträglichen Substanzen findet sich alles, was man in den Mund nehmen kann. Häufig handelt es sich um Farbstoffe, Konservierungsmittel und andere Zusatzstoffe, um Milch, Nüsse, Erdbeeren, Zitrusfrüchte, Schalentiere, Eier, Weizen, Mais und Soja.

Um herauszufinden, welche Substanz das Verhalten Ihres Kindes beeinflusst, ist es nützlich, eine Woche lang zu notieren, was es isst, und festzuhalten, wann die Verhaltensauffälligkeiten auftreten. Wenn Sie ein Muster erkennen, z. B. problematisches Verhalten nach dem Nutellabrot zum Mittagessen, dann ist zu überlegen, ob man nicht zwei Wochen lang Weizen oder Erdnüsse vom Speiseplan des Kindes streichen sollte. Lassen Sie nur ein Lebensmittel auf einmal weg. Wenn es zu den Lieblingsspeisen gehört, schleichen sie es langsam aus. Sind die Verhaltensauffälligkeiten nach dem Weglassen des Lebensmittels weniger geworden? Überprüfen Sie Ihre Ergebnisse, indem Sie eine kleine Menge des Lebensmittels wieder geben, die Menge nach und nach erhöhen und beobachten, ob und wann sich das problematische Verhalten erneut zeigt.

Schlafstörungen

Wenn ein Kind chronisch erschöpft ist, kommt es zwangsläufig zu Verhaltensauffälligkeiten. Wenn Sie die üblichen Taktiken schon erfolglos angewendet haben, z. B. feste Einschlafrituale, keine Nickerchen tagsüber, ‚Anti-Monster-Spray', Vermeidung von Reizüberflutung, dann denken Sie doch einmal an unseren inzwischen bekannten Erzfeind, die sensorischen Probleme. Könnte es eins der Folgenden sein:

- Geräusche von Uhren, der Heizung oder den Wasserleitungen? Wetterbedingtes Rauschen der Regenrinne, das Kratzen von Zweigen gegen das Fenster oder das Dach?
- Kratzige Betttücher, Decken oder Schlafanzüge? Neue Sachen? Sie können sich falsch anfühlen oder falsch riechen, insbesondere, wenn Sie ein altes Lieblingsstück entsorgt haben. Denken Sie daran, dass die ‚richtige' Pyjama-Größe vielleicht eine Nummer größer sein könnte (weniger eng) oder kleiner (angenehmer Druck) als die, die Ihr Kind trägt, und dass es sehr individuell ist, was man als bequeme Nachtwäsche empfindet. Und dass es nicht unbedingt die üblichen Schlafanzüge sein müssen.
- Ein unharmonischer Mix von Gerüchen durch Waschmittel, Weichspüler und Ähnlichem und Kosmetika?
- Unsicherheiten im propriozeptiven Bereich? Vielleicht fühlt sich Ihr Kind im Bett verloren. Ein Mumienschlafsack, Bettschutzgitter, ein Zelt oder ein Himmelbett mit Vorhang könnten helfen.

Gastrointestinale Probleme

Aus noch nicht vollständig geklärter Ursache sind autistische Kinder anscheinend anfälliger als typisch entwickelte Kinder für gastrointestinale Probleme, die zu Unwohlsein führen. Möglicherweise drückt das Kind seine Schmerzen in extremen Verhaltensweisen aus. Säurereflux (Sodbrennen) kann Schmerzen in der Speiseröhre verursachen, den Schlaf stören und ein Unwohlsein im Bauch zur Folge haben. Verstopfung und die daraus resultierenden Komplikationen (Kotstau und Stuhlinkontinenz), Durchfall und chronische Blähungen haben soziale und physiologische Auswirkungen. Ernstere Erkrankungen wie Morbus Crohn, Colitis ulcerosa und das Reizdarmsyndrom erfordern eine langfristige ärztliche Überwachung. Das nonverbale Kind oder das Kind, das über eingeschränkte verbale Möglichkeiten verfügt, kann seine Missempfindungen nicht artikulieren, und die üblichen Tests sind für diese Kinder ungeeignet. Deswegen werden solche Erkrankungen bei vielen dieser Kinder nicht diagnostiziert.

Fehlernährung

Zu Beginn des Computerzeitalters entstand das Akronym GIGO für ‚garbage in, garbage out'. Übersetzt heißt das ‚Müll rein, Müll raus'. Das gilt aber nicht nur für das Programmieren. Eventuell isst ein Kind mengenmäßig viel, wenn jedoch die Nahrungsmittel nur eine geringe Nährstoffdichte haben, kann das Gehirn ‚verhungern', was sich unmittelbar im Verhalten niederschlägt. Eine Möglichkeit, die Ernährung zu optimieren, besteht darin, mehr unverarbeitete Lebensmittel zu wählen. Weißmehl und Produkte mit raffiniertem Zucker, Fleischerzeugnisse oder Softdrinks haben eine geringe Nährstoffdichte, sind aber reich an Fett, Salz, Zucker und Zusatzstoffen. Wenn das Verhalten Ihres Kindes Ihnen schon früh am Morgen auffällig erscheint, könnten Sie vielleicht das Frühstück auslassen. Vielleicht ist es der Trigger?

Wie bei der Suche nach den Ursachen einer Allergie sollten Sie den Speiseplan peu á peu verändern. Wenn sie von heute auf morgen das Lieblingsessen Ihres Kindes weglassen, dann ist ein Scheitern vorprogrammiert.

Biochemisches Ungleichgewicht

Unter diesen Punkt fällt alles Mögliche: zu viel/zu wenig Magensäure, Gallenprobleme, Vitamin- oder Mineralstoffmangel, eine gestörte Darmflora oder eine Besiedelung des Darms mit Hefepilzen. Das kann sich in Ängsten, Depression, Aggression, Gewichtsschwankungen, Schlafschwierigkeiten, Phobien und Hautirritationen ausdrücken.

Erkrankungen oder Verletzungen, die nicht verbal mitgeteilt werden können

Ohrinfektionen, Zahn- oder Zahnfleischprobleme, Knochenbrüche sind Beispiele für extrem schmerzhafte Zustände. Ein Kind, dass sich verbal nur eingeschränkt ausdrücken kann, wird das kaum kommunizieren können.

Emotionale Trigger

Frustration

Frustration entsteht, wenn das Kind zwar den Versuch macht, Ihren (oder seinen eigenen) Erwartungen gerecht zu werden bzw. gesetzte Ziele zu erreichen, aber diesem Anspruch nicht gerecht werden kann. Vielleicht versteht es nicht, was von ihm erwartet wird, oder die Erwartungen sind zu hoch, unerreichbar. Vielleicht könnte es sogar die Erwartungen erfüllen, aber es versteht nicht, warum das notwendig oder wichtig ist. Möglicherweise hat es aber auch nicht die sozialen, motorischen oder sprachlichen Fähigkeiten dazu.

Ich werde nie eine Geschichte vergessen, die ich vor Jahren gehört habe und in der es um ein Mädchen mit ADHS ging, neun Jahre alt und ein richtiger Wirbelwind. Seine Lehrerin schlug eine Abmachung vor, eine Belohnung, wenn es ein Verhaltensziel erreichen würde. Wenn das Mädchen drei Wochen lang ‚gut' wäre, dann würde die Lehrerin ihr eine Eistüte kaufen. Das Mädchen sagte zu seiner Therapeutin: „Macht sie Witze? Ich weiß doch noch nicht mal, was ‚gut' sein bedeutet. Ich kann nicht drei Stunden lang ‚gut' sein, erst recht nicht drei Wochen lang. Und außerdem mag ich Eis gar nicht."

Das Ziel: unrealistisch, unerreichbar.

- Genaue Definition des Ziels: fehlt.[22]
- Angebotene Unterstützung, um das Ziel zu erreichen: fehlt.
- Belohnung: irrelevant und in keinem Verhältnis zu der geforderten Anstrengung.

Im Folgenden ein Szenario, das sechsmal konstruktiver ist: Lehrerin und Schülerin (1) treffen sich zu einem Einzelgespräch und (2) diskutieren und einigen sich auf (3) ein klar definiertes, (4) kurzfristiges Ziel, das (5) erreichbar ist und (6) durch Aussicht auf Belohnung motiviert.

Zum Beispiel kann die Schülerin darauf hinarbeiten, während der zwanzigminütigen stillen Lesezeit nach der vormittäglichen ‚Flitzepause' auf ihrem Stuhl sitzenzubleiben oder sich an einem anderen festgelegten Ort aufzuhalten. (Wenn es ihren sensorischen Bedürfnissen mehr entspricht und sie die Aufgabe dann leichter erfüllen kann, ist es auch denkbar, dass sie an einem Stehpult steht, ausgestreckt auf einer Matte liegt oder sich in einen Knautsch-

---

22 Das gesteckte Ziel, das die Schülerin erreichen sollte, war ‚gut' sein. Wie kann ein Kind wissen, was mit ‚gut' gemeint ist? ‚Gut' ist ein Adjektiv, ein Substantiv, eine Interjektion, ein Adverb, und es drückt eine subjektive Einschätzung aus. Wörterbücher listen eine kaum überschaubare Zahl von Bedeutungen und Unterbedeutungen auf. ‚Gut' ist variabel, abhängig von Örtlichkeiten, Beziehungskonstellationen und Situationen. Die Bedeutung kann sich im Tagesverlauf und mit zunehmendem Alter des Kindes ändern. ‚Gut' sein ist kein Ziel, das man erreichen kann, wenn ‚gut' und die Handlungen, die zu ‚gut' sein führen, nicht spezifiziert werden. Dem Kind muss ‚gut' auf verständliche Weise vermittelt werden, und es muss wissen, wie es dorthin kommen kann.

sack kuschelt.) Eine kurze Zeitspanne, die auf körperliche Aktivitäten folgt, bietet oft die besten Aussichten auf Erfolg. Die Schülerin beginnt mit Fünf-Minuten-Schritten und arbeitet sich von dort aus hoch. Hat sie eine Aufgabe erfolgreich bewältigt, bekommt sie als Belohnung extra Zeit am PC, einen Kino-Gutschein oder sonst etwas, worauf man sich einigen konnte und das sie verlockend findet.

Die meisten Kindern bekommen Auftrieb durch Erfolge. Mit zunehmenden Erfolgserlebnissen nimmt ihre Frustration ab, und damit gehen auch die beunruhigenden Ausraster zurück.

Enttäuschung

Enttäuschung stellt sich ein, wenn jemand, auf den das Kind gezählt hat, seine Erwartungen nicht erfüllt hat. Etwas, mit dem es gerechnet hatte, ist nicht eingetreten. Sich typisch entwickelnde Kinder passen sich vielleicht leicht an veränderte Zeitpläne oder Abläufe an, das autistische Kind hingegen ist auf Routine und Vertrautheit angewiesen.

Um mit plötzlichen Änderungen im Tagesablauf zurechtzukommen, sind Fähigkeiten notwendig, die es vielleicht (noch) nicht hat. Deshalb kann es zu ‚Ausbrüchen' kommen, von denen es sich möglicherweise mehrere Stunden lang erholen muss. Den Grad der Enttäuschung empfindet jede*r anders. Damit Sie die Sichtweise Ihres Kindes vollkommen verstehen, akzeptieren und sich in sie hineinversetzen können, müssen Sie sich beide Mühe geben.

Was für Sie eine Abweichung von der Routine ist, ist für das Kind möglicherweise ein heimtückischer Angriff auf sein emotionales Gleichgewicht. Enttäuschungen sind oft unvorhersehbar: Im Laden ist der Lieblingssaft ausverkauft, auf dem üblichen Weg zur Schule gibt es wegen Straßenreparaturen eine Umleitung, ‚seine' Fernsehsendung wird wegen einer aktuellen Sondersendung nicht gesendet, eine Verabredung zum Spielen wird abgesagt, weil Sarah krank ist. Andere potenzielle Enttäuschungen können durch Voraussicht und Planung umgangen werden.

Sagen Sie dem Kind, dass das Schwimmbecken von dem Hotel, in dem dieses Jahr Urlaub gemacht wird, kein Sprungbrett hat und zeigen Sie ihm ein Bild davon aus der Broschüre oder der Website des Hotels. Sagen Sie der Oma, sie solle ihm ankündigen, dass es dieses Jahr an Thanksgiving Apfel- statt Kürbiskuchen gibt. Erklären Sie ihm, dass Kevin, der geliebte Betreuer im Ferienlager, dieses Jahr nicht da sein wird, sie aber den neuen, Daniel, treffen werden, bevor die Freizeit losgeht.

Misshandlung

Das Kind wird angegriffen, provoziert oder gehänselt von Gleichaltrigen, Geschwistern oder anderen Erwachsenen. Persönlich oder durch E-Mails, Nachrichten auf dem Mobiltelefon, Posts im Netz oder auf anderen Wegen, die wir uns zurzeit noch nicht vorstellen können. Ob das zu Hause, in der Schule oder in einem anderen Umfeld geschieht, es gibt nur eine akzeptable Haltung dazu: So etwas ist zu 100 % inakzeptabel! Wie ‚benutzerfreundlich' ist das Umfeld Ihres Kindes in dieser Hinsicht? Ihr autistisches Kind verfügt weder über die sprachliche Raffinesse noch über die Schlagfertigkeit, sich angemessen wehren zu können. Meltdowns sind nur der Anfang. Ängste, Depression und chronische Müdigkeit folgen auf dem Fuß. Sie müssen unbedingt handeln, um Ihr Kind oder Ihre Schüler*innen in solchen Situationen zu schützen.

In der Grundschule, die meine Kinder besuchten, galt eine von der Schulleitung und den Lehrkräften rigoros durchgesetzte Regel, dass das Klassenzimmer eine ‚No Put-Down Zone', ein geschützter Bereich ist, in dem gegen jegliche Gemeinheiten sofort und entschieden vorgegangen wird. Wir haben uns nicht ohne Weiteres auf diese Regel verlassen. An einer anderen Schule erzählte mir eine Mutter diese Geschichte:

Als mein Sohn in die erste Klasse kam, erlebten wir die erste Zeit als positiv, wir haben ihn stets darin bestätigt, dass es doch gut laufe. Doch dann verschlechterte sich die Lage zusehends, als er tagtäglich körperlichen Misshandlungen durch seine Mitschüler*innen ausgesetzt war. Seine Lehrerin und auch der Schulleiter reagierten auf meine wiederholt geäußerten Bedenken nur mit der Aufforderung, ich möge aufhören, so überfürsorglich zu sein. Mein Sohn müsse lernen, auf sich selbst aufzupassen. Diese Sachen würden einfach passieren zwischen Kindern, und man könne nicht immer da sein, um sie zu beschützen. Er müsse lernen, sich selbst zu verteidigen, aufhören, so weinerlich zu sein, er müsse sich mehr konzentrieren, konsequenter lernen, besser zuhören, Anweisungen befolgen, sich mehr Mühe geben, mehr mitmachen usw. usw.

Mir zieht es jedes Mal den Magen zusammen, wenn ich so etwas höre. Es geht mir einfach gegen den Strich. „So etwas passiert einfach zwischen Kindern?" Ja, das ist so, wenn die für Erziehung und Unterricht zuständigen Erwachsenen das zulassen. Egal ob die ‚Täter*innen' Gleichaltrige, Geschwister oder Erwachsene sind, unsere Bereitschaft, etwas zu unternehmen, entscheidet darüber, ob die Schikanen einen Nährboden finden. Und wenn das Opfer mit Wut oder Aggression reagiert, dann können wir nicht überrascht oder entrüstet tun.

> ***Nur weil das Kind Ihnen nicht sagen kann, was passiert, heißt das nicht, dass es nicht passiert.***

Also noch einmal dasselbe Lied: Nur weil das Kind Ihnen nicht sagen kann, was passiert, heißt das nicht, dass es nicht passiert. Die meisten Vorfälle von Belästigung ereignen sich außerhalb der Hörweite von Eltern, Lehrkräften oder anderen Erwachsenen: im Bus, im Toilettenraum, im Treppenhaus oder auf dem Spielplatz. Bringen Sie Ihrem Kind oder Ihren Schüler*innen bei, sobald sie dazu in der Lage sind:

1. Angemessen zu protestieren: „Hör auf! Ich will das nicht!", und
2. im Falle eines Vorfalls einer erwachsenen Vertrauensperson davon zu berichten.

Und denken Sie daran, dass Ihr Radar ständig angeschaltet sein muss. Wenn Sie etwas spüren, dann sprechen Sie das an.

Das Gefühl, unfair behandelt zu werden

‚Fair' ist auch so ein schwammiger Begriff, der autistische Kinder verwirrt. Sie denken nicht in Kategorien wie ‚fair' oder ‚unfair', aber sie wissen, dass sie Probleme damit haben, Regeln mit ihren Bedürfnissen zu vereinbaren. Erwachsene verbinden mit ‚fair' Unparteilichkeit, Gleichheit, Unvoreingenommenheit.

An Regeln innerhalb der Familie, in der Schule und im Team haben sich alle gleichermaßen zu halten, die Geschwister, die Schüler*innen und die Team-Mitglieder. Aber durch Autismus wird das Spielfeld uneben, bekommt Schlaglöcher. Nicht alles ist gleich. Deshalb müssen wir unsere Haltung zu ‚fair' revidieren.

Und zwar so:

- ‚Fair' bedeutet nicht, dass alles gleich ist.
- Es ist aber ‚fair', wenn jeder bekommt, was er braucht.

Schlechte Beispiele von Erwachsenen

Ich habe einmal für einen Geschäftsführer gearbeitet, der gelegentlich eine geschmacklose Phrase benutzte, wenn er die Verantwortung auf jemand anders abwälzen wollte. Die üblichen Redensarten aus dem Sport wie z. B.: „Du bist am Ball!", gefielen ihm nicht. Stattdessen sagte er: „Jetzt hast du die Scheiße am Hals!" Ein anschauliches, aber drastisches Bild, doch manchmal ist so etwas notwendig, um die Aufmerksamkeit auf etwas zu lenken, was man lieber ignorieren möchte.

Auch wenn der Spiegel gnadenlos ist, falls Sie das unerwünschte Verhalten Ihres Kindes genauer untersuchen wollen, müssen Sie erst einmal sich selbst betrachten. „Sprich, wenn du wütend bist, und du wirst die beste Rede halten, die du jemals bereuen wirst." Das sagte Laurence J. Peter, Autor von *The Peter Principle: Why Things Always go Wrong.* Wenn Sie auf die Meltdowns Ihres Kindes oder Ihrer Schüler*innen mit Wut oder Frustration reagieren, fördern Sie nur die Verhaltensweisen, die Sie verändern möchten. Als erwachsener Mensch dürfen Sie keinesfalls auf demselben Niveau antworten. Beleuchten Sie ihr eigenes Verhalten. Finden Sie heraus, was Ihre eigenen Trigger sind, die Sie zum Kochen bringen und halten Sie sich zurück, bevor Sie selbst den Punkt erreichen, an dem Sie ausrasten. Wenn Sie merken, dass sich bei Ihnen selbst eine emotionale Spannung aufbaut, dann ziehen Sie sich vorläufig aus der Situation zurück. Sagen Sie Ihrem Kind: „Du bist wütend (frustriert, aufgeregt), und ich bin das auch. Ich brauche ein paar Minuten für mich, damit ich mich beruhigen kann. Ich gehe jetzt in mein Zimmer (oder nach draußen oder nach oben), aber ich komme zurück, und dann können wir über alles reden."

Man muss aufpassen, dass man eine schwierige Situation nicht unbewusst noch schwieriger macht. Folgende Fehler können passieren:

- Wir reagieren mit Spott, machen uns über den Schmerz oder das Unglück von jemanden lustig oder lachen darüber und vermitteln damit ‚geschieht dir recht'.
- Wir ziehen manchmal ungerechte, irrelevante Vergleiche wie „Deine Schwester hat das nie getan".
- Wir kommen mit Küchenpsychologie und berufen uns auf Vorfälle in der Vergangenheit: „Das hast du schon immer gemacht."
- Wir beschuldigen, ohne zu wissen, ob es zutrifft: „Du hast das gemacht. Wer denn sonst?"
- Wir sprechen lauter oder ändern die Stimmlage, und das Kind hört nur noch unsere Stimme, nicht die Wörter. (Vergleichbar mit der Floskel, witzig, aber wahr: „Wenn ich dich auf Französisch anbrülle, lernst du die Sprache dann?")
- Wir messen mit zweierlei Maß: Für das autistische Kind gelten andere Regeln als für seine Gleichaltrigen oder Geschwister.

Wie in jeder schwierigen Situation liegt auch hier der Schlüssel in der Planung. Wenn Sie eine ruhige Minute haben, überlegen Sie einmal, wie Sie den nächsten Vorfall besser in den Griff bekommen können. Halten Sie Ihre Strategie dann schriftlich fest, legen das Blatt an einen Ort, an dem Sie es schnell zur Hand haben und werfen Sie regelmäßig einen Blick darauf, damit Sie Ihre Strategie nicht vergessen. Üben Sie vor dem Badezimmerspiegel. Sehen Sie sich an, was Ihr Gesicht und Ihre Handlungen sowie Ihre Worte vermitteln.

„Der Zorn und Kummer, den wir durch die Handlungen der Menschen empfinden, sind härter für uns als diese Handlungen selbst, über die wir uns erzürnen und betrüben." So äußerte sich im ersten Jahrhundert der römische Kaiser und Philosoph Marcus Aurelius. Von Zeit zu Zeit höre ich Eltern voller Überzeugung sagen, der einzige Weg, zu ihrem Kind durchzudringen, sei, es zu schlagen. Das würde funktionieren, weil das Kind dann ‚zur Vernunft käme'.

Mir leuchtet nicht ein, was ‚zur Vernunft kommen' heißen soll, wenn das betreffende Kind noch nicht erwachsen ist, vielleicht nicht einmal das Teenageralter erreicht hat. Wie man es auch nennt, eine Tracht Prügel, eine hinters Ohr, den Hintern versohlen oder körperliche Züchtigung, es ist und bleibt ein aggressiver Akt, der fast immer aus Wut geschieht. Manchmal passiert es, wenn man einen Moment die Beherrschung verliert, manchmal aus der falschen Annahme heraus, dass das Kind dadurch irgendwie lernt, sich angemessen zu verhalten, ohne dass man es ihm mühsam beibringen muss.

Aber wenn man aus Wut heraus ein Kind körperlich bestraft, um ihm beizubringen, was es falsch gemacht hat, was es besser machen oder lernen soll, dann ist das kontraproduktiv. Gegenseitiger Respekt und Verständnis füreinander, also die Voraussetzungen für ein vertrauensvolles Verhältnis, können auf dieser Basis nicht entstehen. Das Kind kann nicht verstehen, dass Sie mit zweierlei Maß messen: Erwachsene dürfen aggressiv gegenüber Kindern sein, aber Kinder dürfen nie aggressiv sein, egal zu wem. Wer soll das verstehen? Ein Missklang ist noch das kleinste Übel, das daraus resultiert. Schwerwiegender ist es, wenn dieser Missklang zu Misstrauen und Abkopplung führt.

Wir haben gerade erörtert, wie wichtig es ist, einem Kind beizubringen, dass es jeglichen Missbrauch einem vertrauenswürdigen Erwachsenen berichten soll. Autoritätspersonen haben nicht automatisch einen Anspruch auf das Vertrauen eines Kindes. Sie müssen sich das Vertrauen verdienen und wenn sie es dann genießen, müssen sie sich tagtäglich weiter darum bemühen. Egal, was Sie tun oder lassen, Sie müssen zu den vertrauenswürdigen Menschen im Leben Ihres Kindes zählen. Andernfalls wird es langfristig dazu kommen, und das ist eine schreckliche Vorstellung, dass Ihr Kind Ihnen nicht berichtet, wenn sich andere Erwachsene (oder Gleichaltrige) aggressiv ihm gegenüber verhalten oder es misshandeln.

Wut ist ansteckend und letztlich kostet sie uns einiges. Zeit geht verloren, Energie wird verschwendet, Vertrauen schwindet, das Selbstwertgefühl geht den Bach runter, Gefühle sind verletzt und langfristig angestrebte Ziele bleiben außer Reichweite. Dennoch ist Wut im menschlichen Miteinander unvermeidlich.

Das Aufspüren der Ursachen und Folgen von beunruhigenden Verhaltensweisen hat einen Namen: funktionale Verhaltensanalyse. Die funktionale Verhaltensanalyse erklärt ein Verhalten auf der Basis des ABC-Schemas: dem auslösenden Reiz (Ursache oder Trigger), dem Verhalten und den Konsequenzen (was als Konsequenz auf das Verhalten mit dem Kind geschieht). Eine funktionale Verhaltensanalyse kann in einem formellen Rahmen erfolgen, z. B. in der Schule durch geschulte Kräfte, oder in einem informellen, z. B.

durch Beobachtungen, die die Eltern in der häuslichen Umgebung machen. Der Gedanke, der hinter der funktionalen Verhaltensanalyse steht, ist der, dass, nachdem die Reize und die Bewertung identifiziert sind, die Auslöser und Konsequenzen des Verhaltens geändert oder modifiziert werden können und zugleich dem Kind angemessenes Verhalten beigebracht werden kann.[23]

Das ist ein sehr wichtiger Teil der Gleichung, und deshalb wiederhole ich: Verhalten verändert sich nicht, wenn man unerwünschtes Verhalten unterbricht oder unterdrückt. Auch wenn Sie das rätselhaft finden und es Ihnen nicht gefällt: Das Verhalten des Kindes hat einen Grund und stillt ein Bedürfnis. Wenn Sie ein Verhalten unterdrücken, ohne die zugrundeliegende Ursache aufzudecken und sich mit ihr zu beschäftigen, dann wird es nur zu einem anderen Verhalten kommen, das das Bedürfnis stillt.

Es ist nicht einfach zu lernen, mit den Meltdowns Ihres Kindes zurechtzukommen. Aber wer Antworten sucht, wird sie auch finden. Ich war regelrecht erstaunt. Je besser ich darin wurde, Bryce' Trigger aufzuspüren und zu akzeptieren, umso friedlicher wurde unser Leben. Erst war es mehrmals am Tag zu den erschreckenden Meltdowns gekommen, dann traten sie nur noch ein paar Mal in der Woche auf, manifestierten sich schließlich noch als gelegentliche passiv-aggressive Reaktionen und verschwanden dann ganz, total! Es hat nicht lange gedauert, bis ich nur noch mit Dankbarkeit daran gedacht habe, dass wir ein so schwieriges Problem angegangen sind und in der Lage waren, es zu lösen. Meine Erinnerung an diese schwierigen Zeiten verblasste von Jahr zu Jahr. Das wirkt auf mich wie ein besonders beeindruckender Spezialeffekt.

---

23 Die funktionale Verhaltensanalyse spielt vor allem im Konzept der Positiven Verhaltensunterstützung als ‚funktionale Problembetrachtung' die prominente Rolle: Nachdem die auslösenden Momente, das herausfordernde Verhalten und die Konsequenzen genau erfasst und beschrieben sind, soll die Funktion (Gründe, Motive der Person) des Verhaltens erschlossen werden (Leitfragen: Welchen Zweck hat das Verhalten für die Person? Was will sie mit dem Verhalten erreichen? Was will sie uns sagen?) (Genauere Ausführungen und Beispiele in Theunissen, G.: Autismus und herausforderndes Verhalten, 4. Aufl., Lambertus-Verlag, Freiburg 2021.) (Anm. d. Übers.)

10. Kapitel

Liebe mich bedingungslos

Wenn ich so was höre wie „Wenn du nur ...“ und „Warum kannst du nicht ...?“, dann merke ich gleich, dass du von mir enttäuscht bist. Und ich frage mich: Hast du alles gemacht, was Eltern und Lehrkräfte von dir erwarten? Ich wette, du hast es nicht gemacht und ich wette, dass du nicht die ganze Zeit daran erinnert werden willst.

Ich habe mir nicht ausgesucht, autistisch zu sein. Denk dran, das ist mir passiert, nicht dir. Ich denke viel darüber nach, wie ich als Erwachsener sein werde, über das, was ich sein möchte, über die Sachen, die ich machen will. Ich habe Angst, dass ich ohne deine Hilfe diese Sachen nie machen kann.

Du musst mein Felsen sein, mich verteidigen, mich führen. Kannst du mich lieben für das, was ich bin, ohne ein ‚Wenn‘ oder ‚Aber‘? Wenn ja, dann werden wir sehen, wie weit wir kommen können!

Die Perspektive ist entscheidend

In seinem Buch *Bedingungslos lieben lernen* meint der Autor Ken Keyes Jr., der Unterschied zwischen Himmel und Erde bestünde nicht unbedingt in der Höhe, eher käme es darauf an, welchen Blickwinkel Betrachtende einnehmen. Seine Worte fassen all das zusammen, wovon ich überzeugt bin, wenn es darum geht, ein autistisches Kind großzuziehen. Außerdem stammen sie von einem Mann, der mit diesem Unterschied tagtäglich leben musste.

Eine Polioerkrankung fesselte Keyes in den letzten fünfzig Jahren seines Lebens an den Rollstuhl, er wusste also ziemlich gut, wie es sich mit einer Behinderung lebt. Das hielt ihn nicht davon ab, fünfzehn Bücher darüber zu schreiben, wie man das Leben lieben, Glück in dem finden, was man schon hat, und den Fokus auf die Zukunft richten kann. Bedingungslose Liebe, so behauptet er, basiere auf Dualitäten. Dabei gelte vor allem, dass nur wer sich selbst liebt und alle Teile der eigenen Person akzeptiert, andere lieben kann. Wer wenn nicht Sie wäre ein besseres Beispiel für Ihr Kind?

••••••••••••••••••••

Bedingungslose Liebe ohne Wenn und Aber ist wundervoll und erreichbar. Es kann zweifellos eine enorme Herausforderung sein, ein Kind mit besonderen Bedürfnissen aufzuziehen. Man strauchelt, fällt hin, liegt am Boden. Den eigenen Ängsten, Enttäuschungen, Erwartungen und unerfüllten Träumen keinen Raum zu geben und über sich hinauszuwachsen, das ist eine scheinbar nicht zu bewältigende Aufgabe. Die Grenzen Ihres Kindes werden zu Ihren eigenen. Die Orte, an die Sie es nicht mitnehmen können, das soziale Umfeld, mit dem es nicht umgehen kann, die Menschen, zu denen es keine Beziehung aufbauen kann, das Essen, das es nicht essen will. Ja, die Liste kann lang werden. Aber ich habe es immer als echtes Privileg empfunden, Mutter meiner beiden Söhne zu sein und sie bedingungslos zu lieben. Wobei ich lernen musste, dass es sehr schmerzhaft sein kann, eine solche Liebe zu leben, wenn man ständig unter Beschuss steht.

Es gehört Mut dazu, zuzugeben, dass man Angst hat, sich betrogen fühlt, tief betrübt und ausgelaugt ist. Dass man aus diesem Raster ausbrechen will und nicht weiß, wo man anfangen kann. Ich sage Ihnen, wie es geht: Sie müssen nur davon überzeugt sein, dass Sie es schaffen können. Sie bringen alles mit, was Sie brauchen.

••••••••••••••••••••

In den Anfängen, als ich mir überlegt habe, wie das Leben von Bryce und meiner Familie sich in der Zukunft gestalten würde - war doch das Thema Autismus allgegenwärtig - hatte ich gleichzeitig vor Augen, dass es alles noch schlimmer sein könnte. Um mich herum waren Menschen, die schwere Schicksalsschläge getroffen hatten. Enge Freunde hatten ihren kleinen Schatz, eine zweijährige Tochter, durch einen Herzfehler verloren. Das ist etwas, das das Leben sehr viel mehr erschüttert als das, womit unsere Familie durch den Autismus konfrontiert war. Uns wurde dadurch umso deutlicher, dass wir etwas hatten, was unbezahlbar war: Hoffnung. „Mit der Hoffnung zu reisen, ist besser, als das Ziel zu erreichen“, schrieb Robert Louis Stevenson im Jahr 1881.

Bryce lehrte mich, dass Glück nicht daraus entsteht, zu bekommen, was man will, sondern daraus, zu schätzen, was man schon hat. Damit machte er mir das schönste Geschenk, das ich je erhalten habe. Eine Freundin hat mich einmal gefragt, wie bist du so weit gekommen? Was ist deiner Ansicht nach das Geheimnis deines Erfolgs?

Es ist kein Geheimnis. Nur das: Akzeptieren Sie Ihre Situation ohne Bitterkeit. Spielen Sie die Karten, die Sie gezogen haben, mit einem Lächeln und mit Optimismus aus. Bitterkeit kann ein böser Feind sein, und sie zu überwinden ist eine tägliche Herausforderung. Einigen von uns gelingt es, anderen nicht.

In Kapitel 3 habe ich von einem Vater berichtet, der behauptete, dass er wegen des Autismus keinen Zugang zu seinem Sohn finden konnte. Er war sich sicher, dass sein Sohn im Gefängnis enden würde. Ich sprach den ganzen Nachmittag mit diesem Mann, argumentierte und flehte ihn an. Ich versuchte, ihm klarzumachen, dass er auf eine selbsterfüllende Prophezeiung zusteuerte.

Könnte er nicht ein kleines bisschen über sich hinauswachsen und sich ein anderes Leben für sein aggressives, aber kluges Kind verstellen? Wie wäre es mit zehn Minuten Floortime[24]? Könnte er sich vorstellen, einmal im Monat mit in die Schule zu gehen, gemeinsam ein Restaurant zu besuchen, das ihnen beiden zusagt?

Ich glaube, er liebte seinen Sohn, bin aber überzeugt, dass das Kind diese Liebe als an Bedingungen geknüpft empfand, als von seinem Verhalten abhängig, sogar wenn es körperliche Gründe gab, weswegen er nicht so sein konnte, wie der Vater es sich wünschte. Am Ende haben sie beide verloren. Sein Vater konnte sich nicht von seiner Bitterkeit und seinem Kummer befreien.

Der Kummer ist eine Realität, Autismus ist eine Realität, und viele Eltern müssen durch ein tiefes Tal gehen, wenn sie erfahren, dass ihr Kind autistisch ist. Wenn sie in diesem Kummer versinken, dann ist das die eigentliche Tragödie, nicht die Tatsache, dass das Kind autistisch ist.

Vor ein paar Jahren stieß ich auf einen kurzen Artikel über eine Mutter eines autistischen Fünfjährigen und einen Verhaltenstherapeuten, der eine

---

24 Floortime ist ein ganzheitlicher, entwicklungs- und beziehungsorientierter Ansatz, der durch motivierende Spielsituationen autistische Kinder zu erreichen und vor allem sozial-emotionale Fähigkeiten zu fördern versucht (Anm. d. Übers.).

Praxis eröffnet hatte, die auf die häusliche Situation zugeschnittene Beratung, Unterstützung der Familie und Trainingsprogramme anbot. „Welch ein Glück", dachte ich zuerst, aber beim nächsten Satz ist mir der Kragen geplatzt. Ein ortsansässiger Unternehmer hatte sich bereit erklärt, einen Teil seiner Gewinne in dieses vielversprechende neue Vorhaben zu investieren. „Wir wollen helfen", sagte er, „Autismus ist für Familien eine Tragödie."

Es versteht sich von selbst, dass wir die finanzielle und emotionale Unterstützung unserer Gemeinde sehr schätzen. Aber ich kann mich nur wiederholen und betonen: Was du siehst, ist das, was du bekommst. Autismus ist dann eine Tragödie für eine Familie, wenn sie es zulässt. Und die größte Tragödie für ein autistisches Kind ist es, Erwachsene um sich zu haben, die es für eine Tragödie halten.

> ***Die größte Tragödie für ein autistisches Kind wäre, Erwachsene um sich zu haben, die es für eine Tragödie halten.***

Versuchen Sie, sich in die Welt Ihres Kindes oder Ihrer Schüler*innen hineinzuversetzen. Permanente sensorische Übergriffe, ein Bombardement mit unverständlichen Sprachfetzen, die Ungeduld und die Geringachtung ‚normaler' Menschen. Sie stellen sich dieselbe Frage, die ich mir vor vielen Jahren gestellt habe. Wenn ich nicht meine eigene Angst besiege und diejenige bin, die für meinen Sohn eintreten kann, wer wird das tun? Und wenn nicht jetzt, wann dann?

Wollen Sie es wagen, sich vorzustellen, wie das Leben Ihres Kindes aussehen wird, wenn Sie einmal nicht mehr da sind? Im Laufe der Jahre habe ich von Eltern autistischer Kinder erfahren, dass das zweifellos die Frage ist, die sie am meisten ängstigt. Es ist eine Frage, die durch Mark und Bein geht, aber auch die, die mich jeden Tag meines Lebens anspornt weiterzumachen. Wie kann das Leben eines erwachsenen Menschen aussehen, dessen Sprachvermögen eingeschränkt ist, der die Gesetze und das Rechtssystem nicht begreift, sich mit dem Bankensystem und mit öffentlichen Verkehrsmitteln nicht auskennt? Der nicht weiß, wie man am Arbeitsplatz mit Dingen wie Pünktlichkeit, Umgangsformen, respektvoller Kommunikation und Gruppendynamik umgeht?

Welche Lebensqualität kann man haben, wenn man nicht wenigstens ein paar persönliche Beziehungen hat, die einem etwas bedeuten, eine sinnstiftende Arbeit, Beschäftigungen oder Hobbys, die eine Befriedigung verschaffen? Die meisten Kinder stellen sich vor, dass sie so etwas haben werden, wenn sie erwachsen sind. Auch für autistische Kinder kann die Zukunft so aussehen, aber auch nur dann, wenn ihre Eltern oder Erziehungsberechtigten sie fördern und zu 100 % davon überzeugt sind, dass ein Kind mit seiner Geburt das Recht hat und die Chance bekommt, alles erreichen zu können, was die Welt für es bereit hält. Und dass es glücklich damit sein kann, wie es ist. Nur durch bedingungslose Liebe können wir unseren Kindern vermitteln und beibringen, dass sie sich mit ihrem ‚Autismus' wohlfühlen und im Leben zurechtkommen können, und dass sie nicht ein Abbild sogenannter typischer Kinder sein sollen.

Oft reagiert man mit Verleugnung, Wut und Selbstmitleid, wenn man erfährt, dass das eigene Kind behindert ist, auch wenn man das gar nicht will. Aus irgendeinem Grund, den ich selbst nicht ganz verstehe, konnte ich diesen Gefühlen mit Gelassenheit begegnen. Das waren keine übernatürlichen Kräfte, und ich bin auch keine Supermutter. Ich hatte und habe immer noch Anfälle von Melancholie und Selbstzweifeln, und es gibt Momente, ich denen ich das Gefühl habe, man sticht mir direkt ins Herz. Das geschieht, wenn der Rest der Welt offenbar darauf aus ist, mir zu sagen, dass mein Kind anders ist und nicht dazugehört. Da steckt meistens keine böse Absicht dahinter. Es passiert einfach, weil der Großteil der Menschen ein Leben lebt, in dem kein Platz für ein autistisches Kind ist oder nicht sein kann. Jenseits dieses ‚Mainstreams' gibt es aber auch Situationen, in denen reine Gehässigkeit dahintersteht: Eine das Kind verletzende Bemerkung, die Geburtstagsparty, zu der alle außer ihm eingeladen sind, die Gemeinheiten im Bus. Dann kommen die Fragen, die Ihr Kind Ihnen stellt, wenn es anfängt zu begreifen, dass es anders ist. Ich dachte, wenn ich genug herzzerreißende Momente ertragen hätte, dann würde ich immun dagegen oder könnte sie mit einem Lächeln abtun. Das hat nicht funktioniert. Aber als meine beiden Jungs mit einer gewissen Souveränität reifer und unabhängiger wurden, hatte ich diese Momente nicht mehr so oft, und sie waren nicht mehr so heftig. Mit der Zeit hatten sie nicht mehr so viel Macht über mich.

Bryce bedingungslos zu lieben, erforderte, dass ich meinen Frieden mit seinen scheinbar begrenzten Möglichkeiten machen musste. Als kleines Kind schien er an den üblichen Freundschaften, Verabredungen zum Spielen und Übernachtungen bei anderen kein Interesse zu haben, auch für die üblichen außerschulischen Aktivitäten wie Fußball oder Chorsingen konnte er sich nicht begeistern. Er konnte keine Großveranstaltungen oder Sportevents in Arenen oder Stadien ertragen. Reisen mussten sorgfältig organisiert werden. Es mag seltsam anmuten, aber ich kann nicht sagen, dass ich dadurch etwas vermisste, weil er ein glückliches Kind war, das anscheinend mit sich selbst zufrieden war. Dennoch grübelte ich. Und stellte mir immer noch eine Menge Fragen.

Meine Kinder kamen in die Mittelschule und eines Morgens saß ich in der Praxis unseres Psychologen, wieder einmal verwirrt über die Entwicklung meines Sohnes. Es kam mir vor, als schlendere er durch die Landschaft, ohne jemals den ausgeschilderten Weg zu betreten. Während dieses Termins gab mir der Psychologe, nachdem praktische und umsetzbare Vorschläge besprochen waren, einen Rat, den ich nie vergessen werde: „Denken Sie daran: Jedes Kind, jeder Mensch, entwickelt sich in seinem eigenen Tempo. Vielleicht ist es für ihn noch zu früh. Seine Zeit wird aber kommen."

Wir gestanden Bryce die Zeit und den Raum dafür zu, und das machen wir noch immer. Und seine Zeit kam. Seine Erfolge im sozialen Bereich, in den akademischen Unterrichtsfächern und bei Freizeitaktivitäten stellten sich zur rechten Zeit ein – zu seiner Zeit. Vielleicht war er ein paar Jahre hinter den Gleichaltrigen, die sich ‚normtypisch' entwickelten, aber er hatte genauso viel Erfolg wie andere Kinder, Teenager und Erwachsene. Und was für uns noch wichtiger war: In dem Moment, an dem er ein Ziel erreichte, vergaßen wir oft auf wundersame Weise, dass er vorher noch nicht so weit gewesen war.

Während Bryce' Kindheit sagte ich ihm jeden Tag, dass er ein interessanter und wundervoller Mensch sei und ich die glücklichste Mutter, die es je gegeben hat. Anfangs glaubte ich, der Sinn bestünde einfach nur darin, das auszusprechen. Dann aber geschah etwas Wunderbares: Meine Worte wurden zu einer Tatsache. Und ich fing an, meine Aussagen zu konkretisieren. Ich sagte ihm, dass ich stolz darauf sei, wie bereitwillig er Süßigkeiten und Belohnungen mit anderen teilte, wie sehr ich bewunderte, dass er so eifrig seine Schularbeiten erledigte, wie er mich mit seiner Cleverness beeindruckte, wenn er winzige Details aus Filmen auf sein wirkliches Leben übertrug. Wie sehr ich ihm vertrauen konnte, weil er nie log, wie gut er durch gesundes Essen, Körperpflege und Schlafgewohnheiten für sich sorgte. Mit der Zeit wurde das ein fester Bestandteil seines Selbstbilds. Und weil er daran glaubte, wuchs er zu einem jungen Mann mit bemerkenswerter Souveränität, Empathie, Arbeitsmoral und einem gesunden Selbstvertrauen heran.

Nennen wir das affirmative Gehirnwäsche. Je mehr Sie die Stärken und Talente Ihres Kindes in Worten ausdrücken, umso mehr werden Sie beide an sie glauben.

Wenn Sie dahin kommen, zu glauben, zu akzeptieren, wahre bedingungslose Liebe zu leben, dann werden Sie eine große Energie verspüren, die Sie zugunsten Ihres Kindes einsetzen können. Im anderen Fall werden Sie dieses Rennen mit einem lästigen Steinchen in Ihrem Schuh laufen. Es ist vielleicht ein Schuh, der hundert Dollar gekostet hat, aber dieses Steinchen wird dafür sorgen, dass Sie sich nur noch auf die zunehmend schmerzhafte Wunde in Ihrem Fuß konzentrieren, statt auf den Weg, der vor Ihnen liegt oder auf die Schönheit der Umgebung. Die Entscheidung ist eigentlich einfach: Wollen Sie den Störenfried da lassen, wo er ist, bis er Sie lähmt, oder wollen Sie ihn entfernen und auf den Horizont zustürmen? Mit der ganzen Kraft Ihres Einsatzes und Wind im Rücken wird die Zeit kommen für Ihr Kind.

Die Schnellspur, das Rekordtempo, die Höchstgeschwindigkeit, sofortige Bedürfnisbefriedigung, diese Facetten unserer Kultur im 21. Jahrhundert, sind nicht auf dem Kartenblatt, das ihrem Kind zugespielt wurde. Es winkt Sie hinüber auf die weniger befahrene Straße. Der Poet Robert Frost sagt in seinem Gedicht *The Road not Taken*, in dem es darum geht, sich im Wald für eine von zwei Straßen zu entscheiden: „Und nahm die andre, grad so schön gelegen, die vielleicht einen besseren Weg versprach.“ Es ist vielleicht die bessere Wahl, denn jetzt am Schluss dieses Buches haben wir den Kreis geschlossen und sind wieder dort, wo wir begonnen haben: Weder Sie noch Ihr Kind wissen, in welchem Umfang es etwas wird erreichen können.

Wir können nicht bis zum Ende der Straße blicken, nicht nur, weil sie oft steil ansteigt und wieder abfällt, viele dunkle Pfützen und gefährliche Kurven hat, sondern weil sie nie endet. Ein belebender, aufmunternder Gedanke, oder ein kraftraubender, erschöpfender: Sie haben die Wahl. Henry Ford hatte spektakulären Erfolg, weil er sich Mitarbeiter gesucht hat „mit einer uneingeschränkten Fähigkeit, nicht zu wissen, was nicht möglich ist“.

Ich möchte Ihnen abschließend noch die weisen Worte von Joshua Liebman aus *A Parent's Commandments* ans Herz legen, mit denen er ‚Gebote‘ für Eltern formuliert. Unsere Familie bekannte sich zu seinen Leitsätzen bei den Feierlichkeiten anlässlich der Namensgebung unserer Söhne kurz nach ihrer Geburt. Das waren fröhliche Anlässe, als noch alles für sie möglich schien.

Wir hätten damals nie gedacht, wie vorausschauend diese Worte sein würden:

Geben Sie Ihrem Kind bedingungslose Liebe, eine Liebe,
die nicht an Zeugnisse, saubere Hände oder Beliebtheit geknüpft ist.

Geben Sie Ihrem Kind das Gefühl,
aus vollem Herzen angenommen zu sein,
angenommen mit seinen menschlichen Schwächen
genauso wie mit seinen Fähigkeiten und Tugenden.

Geben Sie ihm das Gefühl für Aufrichtigkeit.
Machen Sie ihm bewusst, dass es ein Mitglied des Universums ist,
in dem es viele Hürden gibt, aber auch Errungenschaften.

Geben sie Ihrem Kind die Erlaubnis, erwachsen zu werden
und ein von Ihnen unabhängiges Leben zu führen.

Das sind die Gebote, Ihr Kind zu ehren.

....

Bitte schließen Sie sich mir an, um das für Ihr Kind zu tun.

Auf der weniger befahrenen Straße wird das den entscheidenden Unterschied machen.

Das Resümee von 10 Dinge

Sie haben **die** Wahl!

A. Überwältigt
B. Gelähmt
C. Erdrückt
D. Verängstigt
E. Alles Genannte zusammen

Diese emotional aufgeladenen Wörter bezeichnen einige der Gefühle, die bei vielen Eltern aufbrechen, wenn bei ihrem Kind die Diagnose Autismus gestellt wurde. Das ist kein Wunder, weil wir jetzt damit konfrontiert sind, unzählige und wichtige Entscheidungen treffen zu müssen. Und jede Entscheidung umfasst wiederum ein verwirrendes Spektrum von Wahlmöglichkeiten und das zu Themen, die uns nicht vertraut und nervenaufreibend sind.

Mit der Zeit erkennen wir, dass die Notwendigkeit, solche Entscheidungen zu treffen, uns das ganze Leben begleiten wird. Unser Kind entwickelt sich, reift, wächst aus bislang funktionierenden Lösungen heraus und es gilt, immer neu zu entscheiden, sich immer neuen Herausforderungen zu stellen und neue Lösungen zu finden.

> *Wir befürchten, die falschen Entscheidungen zu treffen. Es ist wie ein niemals endender Multiple-Choice-Test.*

Fühlen wir uns durch diese Optionen gestärkt oder geschwächt? Es dürfte kaum eine Mutter oder einen Vater eines autistischen Kindes geben, die sich nicht mindestens einmal in dem Dilemma befinden, zu viele oder gar keine Wahlmöglichkeiten zu haben. Doch diese missliche Lage ändert nichts an der Notwendigkeit, dass wir einen Weg finden müssen, diejenigen Entscheidungen zu treffen, bei denen wir uns sicher fühlen. Vom Verstand her ist uns klar, dass es keine perfekten Eltern gibt, dass Fehler unvermeidlich sind, aber daneben sagt uns das Gefühl, dass einfach nichts schiefgehen darf, dass zu viel auf dem Spiel steht. *Wir befürchten, die falschen Entscheidungen zu treffen.*

Es ist wie ein niemals endender Multiple-Choice-Test

Nachdem ich zwei Söhne aus dem Spektrum ins Erwachsenleben geführt hatte, wurde mir schwindlig, wenn ich versuchte, mir eine Zahl für die vielen Entscheidungen und die unzähligen Wahlmöglichkeiten, mit denen ich konfrontiert gewesen war, vorzustellen. Wie viele Nullen kämen nach der ‚1', wie riesig müsste der Papierbogen sein, um eine solche Zahl auszuschreiben? Meinen Entscheidungen lag kein System zugrunde, einige hatte ich aus dem Bauch heraus getroffen, bei anderen hatte ich sorgfältig überlegt, und bei manchen habe ich einfach gedacht ‚was soll's?'. Manche Entscheidungen traf ich mit Begeisterung, andere mit Traurigkeit. Manche mit zusammengebissenen Zähnen, andere mit leiser Hoffnung. Einige waren in jeder Hinsicht brillant und zählen zu den aus meiner Sicht besten Entscheidungen meines Lebens.

Dieser Berg an Entscheidungen, die wir treffen müssen, kann tatsächlich lähmend wirken. Nachdem unser Kind die Diagnose erhalten hat, betreten wir eine neue Welt, die aus Therapien, Behandlungen, Interventionen im Bereich Erziehung und Bildung, Ernährungsfragen und häuslichen Anpassungen besteht. Wir werden damit regelrecht bombardiert. Wir wollen alles lesen, mit jedem sprechen, alles versuchen. Wir wollen so schnell wie möglich Fahrt aufnehmen, ohne auch nur zu wissen, welches Tempo das richtige sein könnte oder in welche Richtung wir uns bewegen sollten.

Ich erinnere mich nur zu gut an den Druck im ersten Jahr, nachdem Bryce die Diagnose Autismus erhalten hatte. Ich versuchte, alles aufzusaugen, was ich über sensorische Integration, Sprachverarbeitung, Echolalie, Entwicklung der Feinmotorik, soziale Informationsverarbeitung, Bewegungsplanung, Eliminationsdiäten usw. usw. wissen musste. Ich ging zu unzähligen Treffen in Kinderkrippen, Kindergärten und Grundschulen, fühlte mich wie das tapfere Schneiderlein, das ‚sieben auf einen Streich' erledigt. In einen Kinderstuhl gepresst saß ich einem Aufgebot von Fachkräften auf der anderen Seite des Tischs gegenüber, von denen jede*r Einzelne einen Teil der Entwicklung (ergo Zukunft) meines Kindes in den Händen hielt.

Sonderpädagog*innen, Allgemeinschullehrer*innen, Ergotherapeut*innen, Sprachtherapeut*innen, Behindertensportlehrer*innen, für unseren Schulamtsbezirk zuständige Autismusexpert*innen. Sie alle versorgten mich mit einer Fülle von Grafiken, Zahlen, Meinungen und Beobachtungen entsprechend ihrer Fachkenntnisse und Kompetenzen.

Wie dankbar war ich für diese Fülle von Angeboten, die sie mir für mein Kind unterbreiteten! Aber in meinen Momenten größter Erschöpfung dachte ich, wie viel einfacher es für sie war, sich nur auf einen Bereich, in dem sie spezialisiert waren, zu konzentrieren, nur für ein paar Stunden am Tag, für ein paar Tage im Jahr. Ich dagegen, auf der anderen Seite des winzigen Tischs, unter dem ich mir die Knie und mein Selbstbewusstsein anstieß und blaue Flecken davontrug, mühte mich damit ab, mich schnellstmöglich in allen sieben Gebieten (ohne diejenigen, von denen ich noch nichts wusste) kundig zu machen und firm zu werden. Ich musste die Fragen stellen können, die wichtig waren, um mir ein umfassendes Bild vom Leben meines Sohnes machen zu können. Und das war ein 24-Stunden-Job. Es gab so viele Bereiche, in denen seine Entwicklung durch Autismus beeinflusst war, dass ich fast den Überblick verlor. Aber ich musste in der Lage sein, diejenigen, in denen wir Einfluss nehmen konnten, herauszufiltern, um die bestmöglichen Entscheidungen treffen zu können. Bei meinem älteren Sohn, der mit ADHS diagnostiziert worden war, fand ich mich vor einem anderen Tisch, saß auf anderen Stühlen anderen Mitspieler*innen gegenüber, war aber genauso gefordert, wenn es darum ging, die richtigen Entscheidungen zu treffen.

Als meine Söhne älter wurden und in der Mittelschule und Highschool waren, wurden die winzigen Stühle bequemer, aber der Umfang der zu treffenden Entscheidungen änderte sich nicht, auch nicht das Tempo, in der wir sie treffen mussten. Die Hürden wurden sogar noch höher, je älter meine Kinder wurden und sich dem Erwachsenenalter näherten.

Als sie klein waren, musste ich ihnen alle Entscheidungen abnehmen, aber als sie größer wurden, verschob sich das Verhältnis in ihre Richtung. Mit dem Erwachsenwerden war auch verbunden, dass sie einen großen Teil der Entscheidungen selbst treffen mussten, dass sie lernten, ihre Bedürfnisse zu artikulieren und Möglichkeiten zu finden, sie zu befriedigen. Die Fähigkeit, für sich selbst einzutreten und die eigenen Belange durchzusetzen, würde ihr ganzes weiteres Leben bestimmen. Es war nicht genug, dass ich danach suchte, was möglich wäre und diese Möglichkeiten auf ihre Machbarkeit überprüfte. Ich musste meinen Söhnen beibringen, das selbst zu tun, in Schritten, die sie bewältigen konnten, und auf eine Art und Weise, die für sie Sinn machte.

Kämpfen oder fliehen? Manche Eltern, die diese Lawine von Entscheidungen auf sich zurollen sehen (oder ihr ausweichen), suchen wahrscheinlich den einfachsten Fluchtweg und finden ihn auch. Sie können beschließen, dass andere ihnen die für die Erziehung und Gesundheit ihres Kindes notwendigen Entscheidungen abnehmen.

Wenn die Eltern sich nicht engagieren, wird die Schule für das Kind entscheiden und diese Entscheidungen auf viele Faktoren stützen, manchmal mit dem aufrichtigem Wunsch zum Besten des Kindes, manchmal aber auch mit dem vorrangigen Ziel, zweckmäßig und kostensparend zu handeln. Eltern können sich dafür entscheiden, die Empfehlungen von Erzieher*innen, Therapeut*innen und medizinischen Fachkräften fraglos zu akzeptieren, ob nun diese Ratschläge auf die individuellen Bedürfnisse des Kindes abgestimmt sind oder ob es sich um allgemeingültige Praktiken und Behandlungen handelt. („So machen wir es bei allen autistischen Kindern.“)

Die meisten Eltern und Erziehungsberechtigten, die ich kennengelernt habe, wollen aber lieber kämpfen als fliehen. Sie stellen sich der Verantwortung und übernehmen die Führung in den Entscheidungsprozessen. Sie erkennen, dass nur sie eine Konstante im Leben ihres Kindes darstellen. Fachkräfte dagegen wechseln ständig. Jedes Jahr gibt es neue Lehrkräfte und auch Ärzt*innen, und Therapeut*innen, Erzieher*innen, Berater*innen und Trainer*innen kommen und gehen. Es ist die Aufgabe der Eltern und Erziehungsberechtigten, als Informationszentrale zu fungieren, um zu gewährleisten, dass das kumulierte Wissen und die gesammelten Erfahrungen, die Summe der Entscheidungen, die wir für unser Kind und sein Leben getroffen haben, weitergereicht wird an diejenigen, die im nächsten Kapitel seines Lebens eine Rolle spielen und die die nächste Runde an zu treffenden Entscheidungen mitgestalten werden. Man hört oft die Metapher, für ein autistisches Kind zu sorgen, sei ein Marathon und kein Sprint. Ich habe selbst diese Metapher jahrelang verwendet, bis ich zu der Ansicht kam, dass es nicht nur ein Marathon ist, sondern auch mit einem Langstrecken-Staffellauf verglichen werden kann. Mein Neffe, der beide gelaufen ist, beschreibt es folgendermaßen:

> *„In einem Marathon fällt man in einen entspannten Rhythmus, und in ein paar Stunden ist es vorbei. Die Nacht vor und nach dem Lauf schläft man in einem bequemen Bett. Vergleiche das mit einem Staffellauf über 200 Meilen, bei dem die Läufer zusehen müssen, dass sie ein oder zwei Stunden Schlaf in einem Bus, auf dem Boden einer Sporthalle oder unter*

einem Baum in einem Park kriegen. Bei der Fahrt sitzt man stundenlang zusammengepfercht, dann wartet man stundenlang darauf, dass die Teamkollegen übergeben und man sein Rennen aufnehmen kann.

Bei einem Staffellauf läuft man schneller als bei einem Marathon. Man läuft im Dunkeln über unbekannte Straßen, die nur durch eine Stirnlampe beleuchtet werden. Dann kommt es immer wieder zu Situationen, in denen sich manche Teammitglieder über Geld streiten und darüber, welche Leistungen jeder beisteuern muss. Manche von ihnen denken nur an sich selbst und bestimmen ihren Beitrag ohne Rücksicht darauf, welche Folgen das für die anderen Teammitglieder hat. Während des Laufs sind einige durch unvorhergesehene Umleitungen gezwungen, eine länger als geplante Strecke in ihrer Etappe zu laufen."

Hört sich das bekannt an? Die Aufgabe, ein autistisches Kind aufzuziehen, gleicht mehr einem Staffellauf als einem Marathon. Wir bleiben Team-Kapitän, aber jedes Jahr übergeben wir unser Kind neuen Lehrkräften, und auf der Strecke übergeben wir den figurativen Stab an immer neue Ärzt*innen und neue Unterstützer*innen.

Die ständig wechselnde Dynamik auf der Reise hat zur Folge, dass das Pendel schwingt zwischen dem Gefühl, alles meistern zu können und dem, durch eine endlose, unüberschaubare Zahl von Wahlmöglichkeiten erdrückt zu werden. Manchmal können wir weder den Wald noch die Bäume sehen.

„Ich hatte keine Wahl."

Wenn ich diesen Satz von Eltern höre, schwingt dabei meistens eine Niedergeschlagenheit mit, oft das Ergebnis von Melancholie, Angst und Wut. Ich habe den oben genannten Satz gerade in eine Suchmaschine eingeben, 23 Millionen Treffer wurden angezeigt. Das zeugt von einer Menge Kummer, Verzweiflung, Trostlosigkeit. Wir können in diesem Sumpf versinken, wenn wir an dem Punkt ankommen, wo wir meinen, keine andere Wahl zu haben, als gegen die Schulen vorzugehen, Ehepartner*innen oder Lebensgefährt*innen zu verlassen, die Beziehung zu Familienmitgliedern abzubrechen oder Medikamente zu nehmen. Oder wir machen einfach gar nichts, weil wir denken, keine Wahl zu haben. (Nichts zu tun, ist immer auch eine Entscheidung. Manchmal ist es sogar eine gesunde Entscheidung.)

Doch das Gefühl, keine Wahl zu haben, kann genauso lähmend sein wie eine zu große Auswahl an Wahlmöglichkeiten. Und wenn ich im Internet den Satz „Ich habe immer eine Wahl" suche, werden mir nur 62.000 Treffer angezeigt, ein winziger Bruchteil von den Treffern bei der Aussage: „Ich hatte keine Wahl."

Wenn wir sagen, wir haben keine Wahl, meinen wir oft, dass wir keine Option finden, die uns zusagt. Keine, die akzeptabel oder praktikabel wäre. Oder dass wir schon alles ausprobiert haben, was wir uns vorstellen konnten.

> ***Es kommt nur selten vor, dass wir tatsächlich keine Wahl haben.***

Aber auch miese Wahlmöglichkeiten sind eine Wahl. Ein Beispiel: Häufig ist es ein echtes Problem für Eltern autistischer Kinder, wenn ein Familienmitglied oder mehrere nicht verstehen oder nicht verstehen wollen, dass Autismus Auswirkungen auf das Kind hat. Und dann hat man kaum eine Wahl. Sie äußern oft heftige Kritik an Verhaltensweisen, können mit den sensorischen Herausforderungen nicht umgehen, weigern sich, die Kommunikationsweisen anzupassen oder andere Bedürfnisse des Kindes zu respektieren und sich darauf einzurichten. „Wenn mein Sohn mit bestimmten Mitgliedern unserer Familie zusammen war, ist sein Selbstbewusstsein jedes Mal angeknackst", sagte mir einmal eine Mutter. „Mir bleibt keine andere Wahl, als den Kontakt mit ihnen langsam, aber sicher abzubrechen." Diese Entscheidung der Mutter ist verständlich, berechtigt und sogar logisch. Aber es ist nicht so, dass sie keine andere Wahl hätte. Sie könnte auch beschließen:

- Die Familienmitglieder offensiv zur Rede zu stellen. „Deine Weigerung zu akzeptieren, dass Ben durch seinen Autismus anders ist, schadet ihm. Deshalb gestatten wir dir keinen Kontakt mehr mit ihm."
- Die Familienmitglieder entschlossen, aber ruhig anzusprechen. „Ich bin mir sicher, dass du Ben liebst, aber ich glaube, du begreifst nicht, wie sehr deine ständige Kritik ihn verletzt. Bis du respektieren kannst, dass Ben durch seinen Autismus anders ist, ist es das Beste für ihn, dass er nicht mit dir zusammenkommt."
- Besuchen Sie weiterhin Familientreffen und sprechen Sie jeden Vorfall einzeln an. „Das ist das zweite Mal in 15 Minuten, dass du Ben für etwas kritisiert hast, was er nicht kontrollieren kann. Wenn du das noch mal machst, dann gehen wir sofort."

- Gehen Sie passiv-aggressiv vor und brechen den Kontakt ohne Erklärung oder Nachricht ab.
- Bitten Sie ein verständnisvolles Familienmitglied, einzuschreiten, wenn es zu Beleidigungen kommt.
- Bitten Sie Ihre Familienmitglieder, zu einer Familienberatung zu kommen.
- Bitten Sie Ihre Familienmitglieder, Fachkräfte, z.B. Arzt/Ärztin, Lehrkräfte oder Therapeut*innen anzuhören und ihre Informationen über Bens Autismus anzunehmen.
- Bitten Sie das Familienmitglied, das Ben beleidigt hat, eine Lösung vorzuschlagen. „Ich kann nicht zulassen, dass du weiterhin auf Ben rumtrampelst. Was willst du tun, um das zu ändern?"

Nach einem kurzen Brainstorming wird ‚keine Wahl' zu ‚vielen Wahlmöglichkeiten'. Es kommt nur selten vor, dass wir tatsächlich keine Wahl haben.

••••••••••••••••••••••

Der Autor und Komponist Robert Fritz mahnt, Wahlmöglichkeiten nicht nur darauf zu beschränken, was machbar oder vernünftig ist, weil man sich dadurch von dem entfernen würde, was man wirklich will und dann nur noch Kompromisse macht. Unsere Angst, falsche Entscheidungen zu treffen, schwebt manchmal über uns wie eine gefährliche Sturmwolke, die unser Wohlbefinden zu ersticken droht und dazu führt, dass wir in einer Pfütze der Verzweiflung ertrinken.

Wir wenden uns von der Fülle der Wahlmöglichkeiten ab, wenn sie uns nicht gefallen. Und manchmal ist es tatsächlich so, dass alle Wahlmöglichkeiten miserabel sind. Wenn wir aber lernen, die Fülle der Wahlmöglichkeiten in einer jeden Situation zu erkennen, wächst unsere Zuversicht, dass wir die richtigen Entscheidungen treffen können, auch wenn uns das Spektrum der Möglichkeiten erst einmal so gar nicht gefällt.

Es ist die Fähigkeit, ständig abschätzen und entscheiden zu können, die uns letztlich die Kontrolle über unser Leben gibt. Wir verlieren einen großen Teil unserer Angst, schlechte Entscheidungen zu treffen, wenn wir erkennen, dass die Folgen der meisten Entscheidungen nicht in Stein gemeißelt sind. Wir treffen die Entscheidung, die uns als die beste erscheint auf der Basis unserer zum jeweiligen Zeitpunkt verfügbaren Ressourcen. Der Zeitpunkt ist immer ein anderer, und entsprechend variieren auch unsere Wahlmöglichkeiten. Und deshalb können wir versichert sein, dass, ungeachtet, wie schwierig die gerade anstehende Entscheidung sein mag, *die Dinge, wie sie heute sind, nicht die Dinge sein müssen, die sie morgen sind.*

Was könnte inspirierender sein als dieser Gedanke?

Autismus und ADHS statteten meine Kinder mit einem Gehirn aus, das anders lernt als das sogenannter normtypischer Kinder. Die meiste Zeit waren unsere Beziehungen zu den Schulen einvernehmlich und fruchtbar, aber bei einem Thema trennten sich unsere Wege fast immer: bei den Tests. Ich schimpfte über Tests, die so schlecht konzipiert waren, dass sie für meinen autistischen Sohn fast einer Fremdsprache gleichkamen.

Ich gab sie den Schulen zurück mit der Anmerkung, dass sie überfrachtet waren mit unbekanntem Vokabular, das viel zu schwierig für die jeweilige Altersgruppe war, mit entstellten Tatsachen und unwichtigen Nebensächlichkeiten. „Streut Salz in jede Wunde, die meine Schüler haben“, meinte eine Sonderpädagogin, die meine Meinung teilte, schäumend vor Wut. ‚Test‘ wurde für uns zu einem Schimpfwort, zu unserem persönlichen Kraftausdruck.

War es jetzt Ironie oder ein Glücksfall und eine Rettung, dass das, was sich ich meinen Gedanken über Entscheidungsfreiheit herauskristallisierte, durch ein Arbeitsblatt für die Vorbereitung eines Tests angestoßen wurde? Irgendwann, als Bryce im zweiten Jahr an der Universität studierte, verteilte ein Dozent ein Blatt mit Tipps und Strategien, einen Multiple-Choice-Test zu bestehen. Ich warf kurz einen Blick darauf und zog sofort die Parallele: Ein autistisches Kind großzuziehen, ist wie ein Multiple-Choice-Test, der niemals endet.

Als ich den Leitfaden zum Test las, erkannte ich, dass die Mehrzahl der Strategien und Fertigkeiten, um einen solchen Test zu bestehen, genau die waren, die ich in meinem Leben angewandt hatte, dass sie meinen Gedanken entsprachen, die ich im Zuge der Entwicklungsodyssee meiner Kinder entwickelt hatte. Mir war es gelungen, in jeder Situation ein breites Spektrum an Wahlmöglichkeiten identifizieren zu können, und ich hatte die mentale Flexibilität entwickelt, sehen zu können, dass es weitere Wahlmöglichkeiten geben könnte. Einen Plan B, C und D zu haben, war mir zur zweiten Natur geworden, und deshalb fühlte ich mich in schwierigen, problematischen Situationen auch selten hilflos oder ratlos.

Und darum geht es bei der Entscheidungshoheit: Sie ist der Schmelzpunkt, an dem sich die Erkenntnis, dass es viele verschiedene Optionen gibt, mit der Kraft, eine Wahl treffen zu können, verbindet. Diese Erkenntnis und Entscheidungskraft sind die besten Werkzeuge. Sie sind einfach und zeitlos, in Hülle und Fülle vorhanden und immer zur Hand.

1. Lernen Sie den Stoff

Das bedeutet, dass Sie, wenn Sie Ihr Kind und seine spezifischen Bedürfnisse kennen, Vorschläge wie „Jeder macht es so" abtun können. Es bedeutet auch, dass Sie wissen, wie hoch ihre Risikobereitschaft ist, Sie Ihre Grenzen respektieren, und dass Sie sich darüber im Klaren sind, in welchem Tempo Sie kognitive und emotionale Informationen am besten verarbeiten können.

2. Stellen Sie die Wahlmöglichkeiten in den Zusammenhang des großen Ganzen

Alles, was wir machen, jede Entscheidung, die wir treffen müssen, muss in einem Gesamtzusammenhang gesehen werden. Sich in einer einzelnen Situation zu fragen: „Ist es wichtig?", kann die Fülle der Wahlmöglichkeiten einschränken, weil es viele andere Situationen gibt, in denen die ehrliche Antwort darauf ein Nein ist.

3. Identifizieren Sie das Problem

Greifen Sie nicht voreilig zu Lösungsmöglichkeiten für ein Problem, das vielleicht gar nicht existiert. Ein Kind auf eine restriktive Diät zu setzen ohne konkrete Anhaltspunkte für die Notwendigkeit, kann z. B. nur den Effekt haben, dass das Angebot an Nahrungsmitteln, die das Kind akzeptiert, ohne besonderen Nutzen eingeschränkt wird.

4. Fassen Sie das Spektrum an Wahlmöglichkeiten möglichst weit

Machen Sie sich bewusst, dass es immer noch Optionen geben kann, auch wenn Sie den Eindruck haben, sie seien alle ausgeschöpft. Bitten Sie Menschen, denen Sie vertrauen, Ihnen beim Brainstorming zu helfen. Und beziehen Sie, wann immer möglich, auch Ihr Kind in die Überlegungen mit ein. Sogar sehr kleine Kinder treffen mit ihren Einschätzungen oft voll ins Schwarze.

5. Wenden Sie gesunden Menschenverstand an

Es heißt, dass heutzutage gesunder Menschen-,Verstand' nicht mehr selbst-,verständlich' ist. Man darf nicht vergessen, dass, wie auch die Fähigkeit, kritisch zu denken, gesunder Menschenverstand nicht angeboren ist, sondern etwas, das man durch die Summe von Erfahrungen erwirbt, durch eigene und durch die anderer Menschen.

Es geht um die Fähigkeit, große und kleine Dinge des praktischen Lebens zu verstehen und eine fundierte Entscheidung in der jeweiligen Situation zu treffen, und das auf der Grundlage des Zusammenwirkens von Beobachtungen, Wahrnehmungen, Reflexionen, Einschätzungen und Erkenntnissen. Wenn man diese Fähigkeit ausbaut, dann hat man eine unversiegbare Quelle, eine verlässliche Hilfe, auf die man immer zurückgreifen kann, wenn es darum geht, Entscheidungen zu treffen.

6. Formulieren Sie Ihre Wahlmöglichkeiten um in Richtig-oder-falsch-Fragen

Wenn Sie sich daran orientieren, ob Sie zu einer Option richtig oder falsch sagen können, dann gewinnen Sie dadurch Klarheit. Den Satz: „Die XYZ-Therapie ist für autistische Kinder immer gut" (oder sogar die Variante: „Die XYZ-Therapie ist für autistische Kinder die beste") kann man auch anders ausdrücken: „Würde die XYZ-Therapie meinem Kind helfen? Richtig oder falsch?"

7. Hüten Sie sich vor Absolutadjektiven

,Immer' und ,nie' sind Extreme, die selten zutreffen. Wenn es nur eine Ausnahme gibt, dann gilt ,immer' und ,nie' nicht mehr. Überlegen Sie gut.

8. Gehen Sie nach dem Ausschlussverfahren vor

Betrachten Sie die Optionen im Gesamtzusammenhang. Aktivitäten, Behandlungen oder Therapien können das finanzielle Budget der Familie stark belasten. Tagesabläufe geraten durcheinander, Freiräume werden eingeschränkt und Geduld auf die Probe gestellt. Das kann auf Dauer nicht gutgehen. Versuchen Sie, so objektiv wie möglich abzuschätzen, ob Ihre Entscheidung realistisch und/oder lohnend ist.

9. Informieren Sie sich, bevor Sie eine Entscheidung treffen

Manchmal müssen Sie eine vorläufige Entscheidung treffen, bevor Sie alle Informationen zusammengetragen haben. Sammeln Sie alle verfügbaren Informationen und Quellen und nutzen sie. (Eine Liste mit Pro und Contra kann hilfreich sein.) Arbeiten Sie heraus, was Ihre eigenen Fähigkeiten, Stärken aber auch Grenzen sind. Überlegen Sie, welche Entscheidungen mit ‚gesundem Menschenverstand' getroffen werden könnten.

10. Lassen Sie sich nicht ablenken

Damit meine ich, dass Sie sich nicht von Panikmache verrückt machen lassen sollen, von ‚Studien' und ‚Untersuchungen', die auf einem Einzelfall begründet sind, von dem Druck, an Aktivitäten oder Veranstaltungen teilzunehmen, weil das ‚alle machen', die Ihrem Kind aber schaden. Hüten Sie sich vor Menschen, die Ihre Ziele für Ihr Kind ablehnen oder sabotieren.

Angeblich unverzichtbare Gadgets (technische Spielzeuge) oder Behandlungen, die Quacksalberei vermuten lassen, sollten Sie vergessen. Um Ablenkung zu minimieren, sollten Sie Kriterien festlegen und sich auf die anstehende Aufgabe konzentrieren. Setzen Sie Prioritäten bei Ihren Zielen und organisieren Sie das Material, das sie brauchen, um diese Ziele zu erreichen. Distanzieren Sie sich von schädigenden Personen und Situationen.

11. „Suchen Sie den Exzentriker."

Als ich den Satz zum ersten Mal gelesen habe, bin ich zusammengezuckt, weil ich unsere Kinder nicht für exzentrisch halte. Wenn man den Begriff aber weiter fasst, dann tut sich die kostbare Perspektive auf, dass die ungewöhnliche Lösungsmöglichkeit, die übersehen wird oder in den meisten Familien nicht praktikabel ist, gerade die sein könnte, die für Sie die beste ist.

12. Zügeln Sie Ihr Tempo

Setzen Sie sich kleine, erreichbare Ziele und setzen Sie Prioritäten, um Überlastung und Überschneidung zu vermeiden. Lernen Sie, wann es besser ist zuzuhören als zu reden, wann und wie Sie Nein sagen und wann Sie das Tempo drosseln sollten. Setzen Sie sich einen realistischen Zeitrahmen und bauen Sie Puffer ein für den Fall, dass alles länger dauert als Sie denken.

13. Vertrauen Sie auf Ihr Gefühl

Der erste Ratschlag, den ich als Mutter bekam, ist derjenige, der am nachhaltigsten war. „Es gibt hundert Wege, eine Sache anzugehen, mit der Eltern konfrontiert sind", sagte unsere erste Kinderärztin zu mir. „Nur dreißig davon ergeben für Sie einen Sinn. Nur zehn sind so, dass Sie sie vielleicht in Erwägung ziehen, und davon werden Sie vielleicht nur drei ausprobieren. Wenn Sie Glück haben, wird einer von Ihnen funktionieren. Das Wichtigste ist: Vertrauen Sie auf Ihr Gefühl. Sie wissen mehr, als Sie vermuten."

14. Geben Sie Ihr Bestes

Vor einigen Jahren wurde mir geraten, meinen Kindern nicht zu sagen, sie sollen ‚ihr Bestes' geben, weil das ‚Beste' nicht messbar sei und die Kinder damit verängstige. Da wedelt doch der Schwanz mit dem Hund, dachte ich. Wenn man sein Bestes gibt und seinem Kind beibringt, das auch zu machen, dann heißt das, man kennt sich selbst und entwickelt genug Selbstvertrauen, um seine Grenzen in einem gewissen Maße erweitern zu können. Es bedeutet, dass ‚das Beste geben' kein absoluter Zustand ist, dass es sich verändern kann, verändern wird und verändern sollte, mit jeder Stunde, jeder Situation, jedem Jahr.

Das sind also Ihre Werkzeuge. Was ist das Beste daran? Sie können sie weitergeben. Wenn Sie den Umgang mit ihnen gelernt haben, dann können Sie auch Ihrem Kind beibringen, sie einzusetzen. Welches Vermächtnis wäre wertvoller als die Fähigkeit, jede Gelegenheit nutzen zu können, um so selbstständig wie möglich zu werden und dann als Erwachsener das produktive und sinnerfüllte Leben, auf das jeder Mensch ein Recht hat, genießen zu können.

Und wer weiß, ob Ihr Kind auf dem langen Weg zum Erwachsensein diese Lebenskompetenzen nicht auch einsetzen kann, um einige der irritierenden Multiple-Choice-Tests zu bestehen.

Es geht weiter …

Kurz nachdem Bryce die Highschool abgeschlossen hatte, fand er ein neues Mantra. „Jeder entwickelt sich“, sagte er oft, wenn es um Veränderungen in seinem eigenen Leben ging und in dem derjenigen, die sich in konzentrischen Kreisen auf ihn zu oder von ihm wegbewegten. Wenn Ihr Kind klein ist und seine Herausforderungen zahlreich sind, können Sie sich kaum vorstellen, wie es als erwachsener Mensch sein wird. Aber das Erwachsenwerden kommt schneller als man denkt.

Auf die einfachen Botschaften der Kindheit trifft nun der explosive sozial-emotionale Cocktail des Jugendalters. Wenn Ihr Kind älter wird, muss es zunehmend allein zurechtkommen und die Fähigkeit, für sich selbst einzutreten, wird immer wichtiger. Sein Erfolg als erwachsener Mensch wird davon abhängen, ob es ihm möglich sein wird, die Aspekte seines Autismus zu benennen, die Einfluss haben auf seine Fähigkeit zu lernen, zu kommunizieren und Kontakte zu knüpfen, davon, ob es in der Lage sein wird, um die Hilfe zu bitten, die es braucht, von seiner Kompetenz, seine Optionen in jeder Situation abzuwägen und kluge Entscheidungen treffen zu können.

Wenn es nicht zu einer Katastrophe kommt, was man sich nicht vorstellen möchte, dann *wird* Ihr autistisches Kind ein erwachsener Mensch. Seine Verantwortung, selbstständig Entscheidungen zu treffen, wird mit einem Schlag zunehmen. Vor den Augen des Gesetzes (jedenfalls des US-amerikanischen) geschieht das in dem Moment, wenn die Uhr am Morgen seines achtzehnten Geburtstags Mitternacht schlägt. Viele Dienstleistungen fallen weg, es hat jetzt viele Rechte (und Pflichten). Ohne Ihr Wissen, Ihre Erlaubnis oder Zustimmung wird Ihr Kind wählen, heiraten, Verträge unterzeichnen und in den Wehrdienst eintreten können. Es unterliegt jetzt dem Erwachsenenstrafrecht, wird Tabakwaren und Pornografie kaufen, medizinischen Behandlungen zustimmen oder sie ablehnen dürfen. Ohne seine schriftliche Zustimmung haben sie nicht einmal mehr die Erlaubnis, mit seinem Arzt über seine Gesundheit zu sprechen. Das soll nicht heißen, dass Sie im Leben Ihres Kindes keine wichtige Rolle mehr spielen, wenn es darum geht, es zu beraten, zu führen und zu unterstützen. Aber Ihre Macht, die Geschehnisse in seinem Leben zu kontrollieren, wird drastisch abnehmen.

Schon mit dem Tag der Geburt beginnen Sie, Ihr Kind auf ein erfülltes und selbstständiges Leben als Erwachsene*r vorzubereiten. Weil seine zukünftige Lebensqualität durch seine Erfahrungen im Heute bestimmt wird, ist die entscheidende Frage, die man sich jeden Tag stellen muss, *wie* Ihr Kind achtzehn wird: optimal vorbereitet (oder zumindest auf dem Weg dorthin), oder naiv, unvorbereitet und schlecht ausgerüstet, um die Entscheidungen, die auf es zukommen, zu treffen?

Der Prozess, Ihr autistisches Kind ins Erwachsenenleben zu führen, ist voller Stolperfallen. Er wird nicht nur durch bewusste Entscheidungen, die Sie treffen und Handlungen, die Sie vornehmen, beeinflusst, sondern auch durch diejenigen, die Sie unterlassen oder improvisieren, durch die Dinge, die Sie sagen oder nicht sagen, durch Ihre Sichtweise, Ihre Einstellungen, die Sie vermitteln, bewusst oder unbewusst. Als Mutter eines erwachsenen autistischen Kindes möchte ich auf noch etwas hinweisen, das Sie wissen sollten, bevor Ihr Kind seine Kindheit hinter sich lässt.

Schon mit dem Tag der Geburt beginnen Sie, Ihr Kind auf ein erfülltes und selbstständiges Leben als Erwachsene*r vorzubereiten.

Ihr Kind oder Ihre Schüler*innen werden zu einem Spiegelbild Ihrer eigenen Sichtweise und der Sichtweise derer, die sie unterrichten und begleiten, zu Menschen, die durch die Entscheidungen, die Sie getroffen haben und dadurch, wie gut ihnen vermittelt wurde, selbst gesunde Entscheidungen zu treffen, geformt wurden. „Ganz gleich, ob Sie denken, Sie können etwas oder Sie können es nicht, Sie haben Recht." Die Worte von Henry Ford werden Sie und auch Ihr Kind ständig begleiten und drücken eine einfache Wahrheit aus: Dass man eine Wahl hat, dass nicht der Zufall regiert.

Perspektive ist eine Mischung aus Einstellung, Absicht, Empathie und Informationen oder auch aus deren Abwesenheit. Ob absichtlich oder unbewusst, die Haltung, die Sie zu Ihrem Kind, seinem Autismus, seiner Zukunft und der Rolle, die Sie in seinem Leben spielen, einnehmen, färbt alles, was Sie sagen und tun,

Wenn wir unser autistisches Kind nicht als ein von Natur aus kompetentes, aktiv beteiligtes und wertvolles Mitglied der Familie, der Klasse oder der Gesellschaft betrachten können, werden auch noch mehr Erziehung und Therapie nichts bewirken.

und erschafft das Prisma, durch das Sie sich und Ihr Kind der Welt präsentieren.

„Das Leben eines Menschen ist das, was seine Gedanken daraus machen", sinnierte Marcus Aurelius. Wir müssen das noch weiter fassen: Das Leben Ihres Kindes ist das, was Ihre Gedanken daraus machen. Mehr als jede Behandlung, Diät oder Therapie beeinflusst die Perspektive, aus der wir den Autismus des Kindes betrachten, in welchem Ausmaß es lernt zu wachsen, zu gedeihen und ein glücklicher Mensch zu werden. Wenn wir unser autistisches Kind nicht als ein von Natur aus kompetentes, aktiv beteiligtes und wertvolles Mitglied der Familie, der Klasse oder der Gesellschaft betrachten können, werden auch noch mehr Erziehung und Therapie nichts bewirken.

Unsere Kinder sind auf darauf angewiesen, dass wir in uns selbst und in anderen Menschen eine Perspektive schaffen, die sie befähigt und nicht behindert. *Wir haben die Wahl.* Schon Konfuzius meinte, ohne Achtung vor anderen Menschen sei der Mensch nicht mehr als ein Tier. Wenn wir das Wachstum unserer Kinder fördern möchten und uns wünschen, dass andere Menschen ihnen mit Rücksichtnahme begegnen, dann geht das nur auf der Grundlage gegenseitiger Achtung, durch Entscheidungen und Handlungen, in denen sich diese Achtung ausdrückt.

Vor vielen Jahren habe ich eine nette Geschichte gelesen: Ein Paar aus den USA war nach Capri gereist und traf in einem winzigen Café, das auf einen hoch aufragenden Felsvorsprung gebaut war, einen Mann, der sagte, er spreche Englisch. Die beiden verstanden nicht ein Wort von dem Wortschwall, den er von sich gab, als er sie auf einen Balkon führte, von dem aus man den rauchenden Vesuv und den glitzernden Golf von Neapel sehen konnte. Er gestikulierte, um den beiden die atemberaubende Schönheit zu beschreiben. „Da guck Panorama, sie ist so *groß*!"

Die Wortwahl und die Grammatik waren zwar ziemlich schräg, aber es war vollkommen klar, wie er empfand und was seine Absicht war. Er wollte, dass die Besucher seiner geliebten Heimat alles, was sie dem Auge bot, aufnehmen sollten. Je länger sie hinschauten, umso mehr würden sie sehen, umso mehr würden sie bestaunen, auf umso mehr Ideen würden sie kommen, was sie machen könnten, und umso länger würden sie bleiben und noch mehr unternehmen wollen. Und so ist es auch mit dem Autismus Ihres Kindes. Sie sind eingeladen, die Perspektive eines flexiblen Suchers und Denkers einzunehmen, der neugierig und engagiert ist, sich immer fragt und vorstellt, was er alles tun kann, um das Leben zu bereichern, das des Kindes und das der Familie. Und damit auch anderen Menschen, die nicht mit Autismus konfrontiert sind, zeigt, wie das geht. Nur wenn Sie Ihren eigenen Horizont erweitern, können Sie Ihr Kind dazu inspirieren, dasselbe zu tun, damit es sich selbst als so viel mehr als seinen Autismus begreift, und dass es die Überzeugung begrüßt und lebt, dass das ‚Panorama', das das Leben bietet, so *groß* sein kann.

Einige Monate nach seinem Abschluss stand Bryce in der Küche, stürzte einen Orangensaft hinunter und belegte Sauerteigbrot mit Cheddarkäse. Mit der Klarheit, die sich oft erst durch zeitlichen und räumlichen Abstand einstellt, sagte er zu mir, dass er in den Jahren auf der Highschool versucht hatte, sich selbst zu definieren. Wie würde er sich in eine Welt einfügen, die ihn als anders betrachtete, und dabei seinem Selbstbild, dass er so sorgfältig gezeichnet hatte und pflegte, treu bleiben können?

Das ist eine Gratwanderung für viele Menschen, wollte ich sagen. Aber ich sollte gewusst haben, dass er schon vor mir auf diesen Gedanken gekommen war. Sein Lächeln, zurückhaltend, aber herzerweichend, verriet ein tiefes, nicht nur zur Schau getragenes Selbstvertrauen. Er sagte:

> *„Ich wusste, dass ich nicht ‚autistisch' war, und ich wusste, dass ich nicht ‚normal' war, was auch immer das sein soll. Deshalb habe ich mich für etwas anderes entschieden: Ich habe mich dafür entschieden, ein Optimist zu sein. Das ist mein Selbstbild."*

Fragen zur Diskussion und Selbstreflexion

1. Kapitel

- Haben Sie die Erfahrung gemacht, dass der Begriff ‚Autismus' von der Öffentlichkeit, von anderen Eltern, von pädagogischen und therapeutischen Fachkräften oder in den Medien automatisch mit Defiziten oder ‚weniger als' assoziiert wird? Nennen Sie einige Beispiele für vorgefasste Meinungen, die Sie oder andere mit dem Begriff ‚Autismus' verbinden.
- Die Autorin spricht davon, dass Ihre Sichtweise des Autismus Ihres Kindes der entscheidende Faktor sein kann, der bestimmt, welche Ziele es letztlich erreicht. Stimmen Sie dem zu oder sind Sie anderer Meinung? Warum?

2. Kapitel

- Warum weist die Autorin im gesamten Buch immer wieder darauf hin, dass man bei autistischen Kindern oder Kindern mit Asperger als Erstes sensorische Probleme berücksichtigen und lösen sollte?
- Nennen Sie drei Situationen oder Ereignisse, in denen sensorische Überforderung (Overload) der Grund dafür gewesen sein könnte, dass Ihr Kind oder Ihre Schüler*innen einen Meltdown hatten oder irgendwie auffällig reagiert haben (durch Rückzug oder Shutdown[25]).
- Was könnten Sie zu Hause oder in der Schulsituation verändern, um den über- oder unterempfindlichen Sinnen Ihres Kindes oder Ihrer Schüler*innen besser gerecht zu werden?
- Überlegen Sie, wie die sensorischen Probleme Ihres Kindes oder Ihrer Schüler*innen das Lernen in einer Gruppe beeinflussen.

25 Unter Shutdown wird eine extreme Rückzugsreaktion beschrieben, bei der sich z. B. ein autistisches Kind in eine Zimmerecke verkriecht, sich eine Decke über den Kopf zieht, darin einrollt, sich verschließt und auf unbestimmte Zeit nicht ansprechbar ist (Anm. d. Übers.).

3. Kapitel

- Beschreiben Sie vor dem Hintergrund der Lektüre dieses Kapitels konkrete Fälle, in denen sich Ihre Wahrnehmung des Verhaltens Ihres Kindes oder Schülers von ‚will/mache ich nicht' zu ‚kann ich nicht' verschoben hat.
- In welcher Hinsicht könnte Ihr eigenes Verhalten Ihrem autistischen Kind oder Ihren autistischen Schüler*innen gegenüber verwirrend, unlogisch, negativ oder nicht unterstützend sein?
- Wie können Eltern oder Lehrer*innen herausfinden, ob ein autistisches Kind ein manipulatives Verhalten zeigt oder ob es wirklich Hilfe braucht, um sich in der jeweiligen Situation zurechtzufinden?
- Welche Strategien haben Sie entwickelt, sich selbst zu helfen, um schwierige Momente zu überstehen, so dass Sie als Mutter, Vater oder Lehrer*in jemand sind, der etwas ‚kann'?

4. Kapitel

- Beobachten Sie in den nächsten Tagen, ob Sie und Ihre Familie sich manchmal unpräzise ausdrücken. ‚Übersetzen' Sie Redewendungen, Metaphern, Umgangssprache, Wortspiele usw. in konkrete Äußerungen. Wie verändert sich durch diese bewusste Sprachwahl die Kommunikation mit Ihrem Kind oder Ihren Schüler*innen? Wie verändern sich seine/ihre Reaktionen Ihnen gegenüber?
- Überlegen Sie, wie Sie verbal und nonverbal zeigen können, dass Sie zuhören und aufnehmen, was das Kind zu kommunizieren versucht.
- Erstellen Sie eine kurze Liste mit Kommunikationsstrategien, die Sie im Klassenzimmer oder zu Hause aufhängen können, um andere dabei zu unterstützen, effektiver mit Ihrem Kind oder Ihren Schüler*innen kommunizieren zu können.

5. Kapitel

- Überlegen Sie, worin die Unterschiede in der allgemeinen Wahrnehmung nonverbaler autistischer Kinder und solcher, die sich sprachlich äußern, bestehen.
- Erörtern Sie den Unterschied zwischen Sprache und Kommunikation.

- Nennen Sie fünf nonverbale Kommunikationsmittel, die bei Gesprächen oft benutzt werden. Wie viele davon kann Ihr Kind oder Ihr*e Schüler*in richtig anwenden?
- Werden diese nonverbalen Formen der Kommunikation im sonderpädagogischen Förderplan Ihres Kindes berücksichtigt? Wenn nicht, warum?

6. Kapitel

- Nennen Sie drei visuelle Hilfsmittel, die Sie selbst benutzen (Kalender, Kochbuch, Karte, Uhr usw.). Wie gut könnten Sie ohne sie auskommen?
- Welche visuellen Hilfsmittel werden in der Schule Ihres Kindes oder Ihrer Schüler*innen eingesetzt? Zu Hause? Woanders? Gibt es dauerhafte Unterstützung für die Verwendung der visuellen Hilfsmittel?
- Erörtern Sie, wie visuelle Hilfsmittel die Fähigkeit des Kindes, selbstständig zu handeln und mit anderen zu interagieren, unterstützen und aufbauen.
- Haben Sie den Eindruck, dass die Verwendung von visuellen Hilfsmitteln allgemein so aufgefasst wird, dass das autistische Kind behindert ist? Wenn dem so ist, welche anderen technischen Hilfsmittel könnten Sie einsetzen und welche anderen Möglichkeiten hätten Sie, um ein Ergebnis zu erzielen, das dem des Einsatzes visueller Unterstützung gleichkommt?

7. Kapitel

- Nehmen Sie ein Blatt Papier und ziehen in der Mitte eine vertikale Linie. Schreiben Sie den Namen Ihres Kindes oder Ihres/Ihrer Schüler*in oben auf das Blatt. Nennen Sie die linke Spalte ‚kann' und die rechte Spalte ‚kann nicht'. Stellen Sie einen Timer auf fünf Minuten und listen das, was das Kind ‚kann', in der linken Spalte auf. Dann stellen Sie den Timer neu und füllen die rechte Spalte aus. Sind Ihnen die Ideen ausgegangen, bevor die fünf Minuten um waren? Überlegen Sie, warum das so war. Mit dieser Übung können sie einschätzen, wie einfach/schwierig es für Sie ist, die eine Seite gegen die andere abzuwägen, und was das über Ihre Haltung zu dem Kind aussagt.
- Wie könnten Sie die Stärken Ihres Kindes oder Ihrer Schüler*innen nutzen, damit sie beim Lernen, in der Freizeit oder im sozialen Miteinander weiterkommen?

- Können Sie feststellen, welchem Lerntyp Ihr Kind oder Ihre Schüler*innen am ehesten entsprechen?
- Sehen Sie sich die vielen pessimistischen Äußerungen an, die Sie gehört haben, was ein autistisches Kind ‚niemals tun wird'. Was meinen Sie, wie viele davon stimmen, wenn es um Ihr Kind oder Ihre Schüler*innen geht?

8. Kapitel

- Überlegen Sie, was es bedeutet, ‚gut ausgebildete soziale Fertigkeiten' zu besitzen.
- Warum reicht es nicht aus, soziale Fertigkeiten nur durch Wiederholung einzuüben?
- Was meinen Sie, in welchem Maß autistische Kinder oder Kinder mit Asperger soziale Fertigkeiten lernen können, wenn Sie mit anderen Kindern zusammen sind und deren Verhalten beobachten? Wie beeinflusst diese Meinung die Art und Weise, wie Sie soziales Miteinander vermitteln?
- Überlegen Sie, wie sich die Vermittlung sozialer Fertigkeiten von der sozialer Kompetenz unterscheidet.
- Erstellen Sie eine Liste der sozialen Fähigkeiten, die notwendig sind, um sich in einer Gruppe zurechtfinden zu können. Überlegen Sie, wie weit diese Fähigkeiten bei Ihrem Kind oder Ihren Schüler*innen ausgebildet sind und ob sie sie in Begegnungen mit anderen Menschen in Echtzeit einsetzen können.
- Fragen Sie sich, welche unterschiedlichen Anforderungen an soziale Fertigkeiten gestellt werden:
    - abhängig vom kulturellen Kontext
    - abhängig vom Umfeld (zu Hause, in der Schule, in der Kirche, im Park, beim Besuch von Freunden, Bekannten, Verwandten usw.)
    - abhängig von der Beziehung (zu Familienmitgliedern, Mitschüler*innen, Lehrer*innen, Fremden)
- Wenn Sie eine soziale Fertigkeit vermitteln, inwieweit vermitteln Sie auch, warum diese Fertigkeit für das Kind selbst und andere Menschen wichtig ist? Wie sie auf andere wirkt, wie sie sich fühlen, reagieren, antworten? Wenn Sie das nur hin und wieder machen, dann überlegen Sie warum und wie Sie das ändern könnten.

9. Kapitel

- Haben Sie schon einmal versucht, ein bestimmtes Verhalten Ihres Kindes oder Ihrer Schüler*innen zu unterbinden, ohne der Ursache für dieses Verhalten auf den Grund zu gehen und zu versuchen, dort anzusetzen? Was war das Ergebnis?
- Beschreiben Sie ein Verhalten, das Ihnen zu eigen ist und das Sie ändern wollen. Welche Bedürfnisse werden durch dieses Verhalten gestillt? Haben Sie versucht, es zu unterbinden? Welche Versuche haben Sie unternommen? Wie gut hat es funktioniert? Übertragen Sie das auf Ihre Bemühungen, ein Verhalten Ihres Kindes oder Ihrer Schüler*innen zu verändern.
- Wie könnten physische oder physiologische Faktoren Verhaltensweisen Ihres Kindes oder Ihrer Schüler*innen beeinflussen? Wie könnten Sie das herausfinden?
- Wie könnten emotionale Faktoren das Verhalten Ihres Kindes oder Ihrer Schüler*innen beeinflussen? Was könnten Sie das herausfinden?
- Welchen Regeln folgen Sie zu Hause oder in der Schule, wenn es um einen respektvollen Umgang miteinander geht? Sind diese Regeln für Erwachsene andere als für Kinder? Warum?
- Wie wichtig ist es, auf die Verhaltensweisen Ihres Kindes oder Ihrer Schüler*innen Einfluss zu nehmen?

10. Kapitel

- Was bedeutet für Sie ‚bedingungslose Liebe'?
- Sind Sie in der Lage, Ihr Kind oder Ihre Schüler*innen bedingungslos zu lieben? Glauben Sie, dass das notwendig oder wünschenswert ist? Warum oder warum nicht?
- Sehen oder sahen Sie früher den Autismus Ihres Kindes als eine Tragödie? Hat sich Ihre Denkweise mit der Zeit geändert? Warum oder warum nicht?
- Wie drücken Sie aus, dass Sie innerhalb Ihres engsten Familienkreises Unterschiede akzeptieren?
- Die Autorin spricht davon, dass man im Umgang mit Autismus ‚kein Ende der Straße' sieht. Wie fühlen Sie sich bei dieser Vorstellung?

Das Resümee von „10 Dinge: Sie haben die Wahl!“

- In welchem Maße beeinflusst die Angst, eine falsche Entscheidung zu treffen, Ihre Entscheidungsfindung?
- In welchen Bereichen Ihres Lebens erlauben Sie anderen (Lehrkräften, Therapeut*innen, Familienmitgliedern usw.) bewusst oder unbewusst, Entscheidungen über die Gesundheit, Erziehung und Bildung und das Wohlergehen Ihres autistischen Kindes zu treffen? Nennen Sie einen Bereich, in dem Sie etwas ändern möchten und zwei Dinge, die diese Änderung bewirken könnten.
- Beschreiben Sie eine Situation, in der Sie das Gefühl hatten, Sie hätten keine Wahl. Können Sie, nachdem Sie dieses Kapitel gelesen haben, Entscheidungsmöglichkeiten benennen, die Sie vielleicht gehabt hätten, aber damals nicht erkennen konnten?
- Welche der vierzehn Strategien, die die Autorin für das Treffen von Entscheidungen empfiehlt, spricht Sie am meisten an? Welche erscheint Ihnen am schwierigsten? Warum?

Weitere Fragen

- Welche Erwartungen hatten Sie an Ihr autistisches Kind oder Ihre autistischen Schüler*innen, bevor Sie dieses Buch gelesen haben? Hat sich durch die Lektüre etwas an Ihren Erwartungen verändert? Auf welche Weise? Hat irgendetwas Sie in Ihren schon vorhandenen Gedanken bestätigt?
- Welche Vorstellungen von Autismus im Allgemeinen hatten Sie, bevor Sie dieses Buch gelesen haben? Hat etwas in dem Buch dazu geführt, dass sich Ihre Vorstellungen von Autismus geändert haben? Auf welche Weise? Hat Sie irgendetwas in Ihren schon vorhandenen Gedanken bestätigt?
- Wenn Sie dieses Buch einer Freundin oder einem Kollegen geben würden, welche Punkte würden Sie ihnen am meisten ans Herz legen?
- Wird das Leben Ihres Kindes oder Ihrer Schüler*innen ein anderes sein durch Ihre Lektüre dieses Buches? Wird Ihres ein anderes sein?

Danksagungen

Das ist nun schon das sechste Mal, dass ich mit Veronica Zysk bei einem Buch zusammengearbeitet habe, und wenn mir das Universum wohlgesonnen ist, wird es nicht das Letzte sein. Wenn sie nicht erkannt hätte, dass die Gedanken, die ich im Kopf hatte, Sinn machten und es wert wären, sie weiterzuspinnen, wäre keins dieser Bücher entstanden. In keiner der Beziehungen zu Familien und Fachkräften auf der ganzen Welt wäre es zu den Gesprächen, die wir heute führen, gekommen. Sie ist und bleibt meine Muse und Seelenschwester. Schon bei den letzten Büchern gingen mir die Worte aus für das, was ihre herausragende Arbeit und Solidarität für mich, meine Arbeit und schließlich für Sie, meine geschätzten Leserinnen und Leser, bedeuten.

Mein Dank geht auch an Jennifer Gilpin-Yacio und alle bei Future Horizons, die meine Bücher nicht nur ermöglicht, sondern ihnen auch zu Erfolg verholfen haben.

Auch bei meiner Agentin Judy Klein möchte ich mich bedanken. Sie war die treibende Kraft, *Ten Things* in zahlreiche Sprachen übersetzen zu lassen und so betroffene Familien in der ganzen Welt erreichen zu können.

Mein Mann Mark hat mich in meiner Arbeit immer bedingungslos unterstützt. Das ist für mich ein unermesslich wertvolles Geschenk, etwas, das kein Autor, keine Autorin für selbstverständlich halten sollte.

Und ohne meine beiden Jungs hätte es natürlich nie ein Buch gegeben. Connor und Bryce, Ihr wart immer die entzückende, vollendete Verkörperung der Worte von Mark Twain, einer meiner Lieblingsautoren, der gesagt hat: „Meine Mutter hatte einen Haufen Ärger mit mir, aber ich glaube, sie hat es genossen!"

Die Autorin

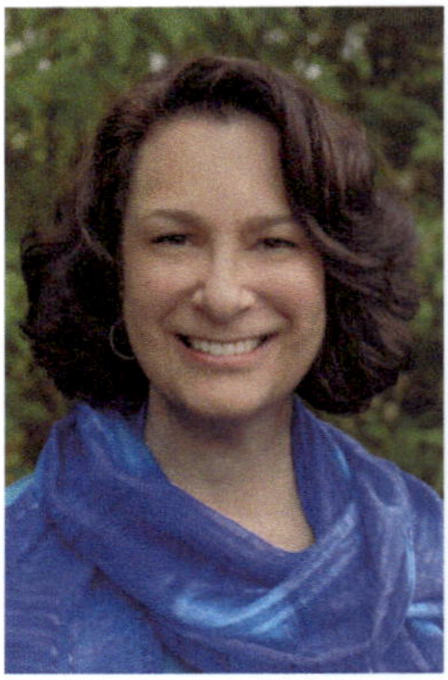

Die international renommierte Autorin Ellen Notbohm hat mit ihrem Werk, das in mehr als zwanzig Sprachen erschienen ist, Millionen Menschen Informationen an die Hand gegeben, sie inspiriert und begeistert. Neben ihren vier preisgekrönten und immer wieder neu aufgelegten Büchern über Autismus und ihrem mehrfach preisgekrönten Roman *The River by Starlight* verfasste sie Artikel und Beiträge zu so verschiedenen Themen wie Geschichte, Genealogie, Baseball, Schreiben, die in einschlägigen Medien veröffentlicht wurden und ein Publikum auf der ganzen Welt erobert haben.

Web: ellennotbohm.com
Facebook: Ellen Notbohm, Author
Instagram: Ellen Notbohm
Twitter: @EllenNotbohm
LinkedIn: Ellen Notbohm
Pinterest: Ellen Notbohm

Psychische Störungen und intellektuelle Beeinträchtigungen

Die 8., aktualisierte Auflage ist das einzige Kompendium und Lehrbuch im deutschsprachigen Raum, das aus der Perspektive zeitgemäßer Behindertenarbeit und interdisziplinärer Sicht grundlegende und praktische Erkenntnisse und Erfahrungen vermittelt. Die Inhalte beziehen sich sowohl auf psychische Störungsbilder und psychiatrisches Basiswissen als auch auf (sozial)psychiatrische, psychopharmakologische, psychotherapeutische, heilpädagogische und lebensweltbezogene Handlungsansätze für die Arbeit mit intellektuell behinderten Menschen. Das Buch ist für die praktische Arbeit in der Behindertenhilfe unverzichtbar.

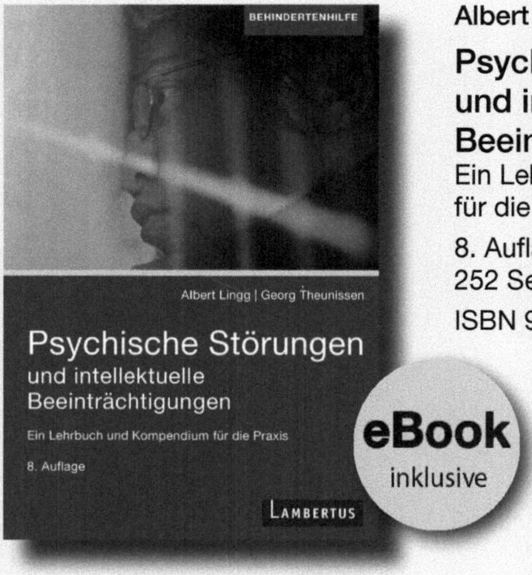

Albert Lingg, Georg Theunissen

Psychische Störungen und intellektuelle Beeinträchtigungen

Ein Lehrbuch und Kompendium für die Praxis

8. Auflage 2023

252 Seiten, kartoniert, € 32,00

ISBN 978-3-7841-3607-3

www.lambertus.de

LAMBERTUS

SOZIAL | RECHT | CARITAS